SPIELERISCHE SPRACHFÖRDERUNG MIT KINDERN

Wie wir Kindern im Sprachförderbereich mit Freude den Zugang zur Sprache im Alltag öffnen können

EIN RATGEBER FÜR ELTERN, ERZIEHER/INNEN & PÄDAGOGEN/INNEN

INHALT

EINLEITUNG

Sie halten hier einen Schlüssel in Ihren Händen, der Kindern das Schloss zum sozialen Miteinander mit Gleichaltrigen aufschließen wird. Mit großer Wahrscheinlichkeit sind Sie sich bereits bewusst darüber, welche Konsequenzen es hat, wenn Kindern der Zugang zur Sprache nicht vollständig gewährt wird. Es gibt etliche Ratgeber über die Wichtigkeit der Sprache im menschlichen Alltag. Sie bildet die Basis zur Kommunikation und damit zum sozialen Umgang. Fehlt diese Fähigkeit in einem der zahlreichen Sprachentwicklungsbereiche, die wir im Laufe unseres Lebens erlernen, verlieren Kinder nicht selten den Anschluss an die Gruppe.

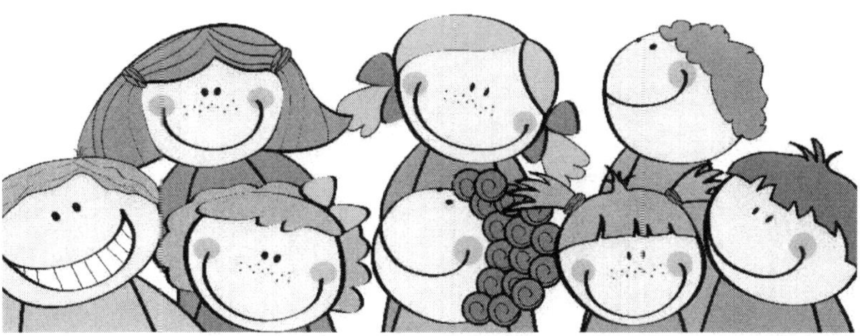

Und genau an diesem Punkt setzt dieser Ratgeber an. Er ist bewusst defizitär orientiert, weil ich an dieser Stelle davon ausgehe, dass Sie sich über die Wichtigkeit der Sprache im Allgemeinen bewusst sind. Ich möchte für

Sie als Elternteil, als Pädagoge/in oder Erzieher/in einen theoretischen Input über die Vielfalt von Sprachentwicklungsstörungen und -verzögerungen schaffen. Sie erfahren, inwiefern sich die kindliche Sprache auffällig entwickeln kann und wie sich dieses äußert. Sie werden besser erkennen können, ob das entsprechende Kind noch im „Normalbereich“ liegt oder aber möglicherweise Auffälligkeiten entwickelt hat, die einen Handlungsbedarf erforderlich machen. Aber der Hauptschwerpunkt dieses Ratgebers liegt auf dem praktischen Bereich. Sie werden zum einen ganz allgemein, aber auch zu den unterschiedlichen Sprachentwicklungsbereichen ganz gezielte Übungen an die Hand bekommen, die Sie mit Ihrem Kind im Alltag durchführen können. Bei allen Übungen wird der Spaß im Vordergrund stehen, sodass das Kind diese nicht als „Therapie“ oder „Förderung“, sondern als eine wunderschöne gemeinsame Spielzeit ansehen wird.

Ich möchte an dieser Stelle erwähnen, dass ich der einfachen Lesbarkeit halber ausschließlich die maskuline Ansprache nutze. Dieses soll keine anderen Geschlechter diskriminieren. Des Weiteren werde ich in den folgenden Kapiteln von „Ihrem“ Kind sprechen, anstelle des „entsprechenden Kindes“, auch wenn Sie eine Fachkraft und kein Elternteil sein sollten. Auch dieses dient der einfachen Lesbarkeit.

ÜBERBLICK ÜBER DIE GESAMTSITUATION

Sprachstörungen in Zahlen & Fakten

„Warum spricht mein Kind denn nie das ‚r' aus?", „Warum schafft mein Kind es als einziges nicht, Sätze grammatikalisch sinnvoll zu sprechen?", „Warum muss unbedingt mein Kind am Stottern leiden?". Vielleicht haben Sie sich bereits eine dieser drei Fragen gestellt. Dabei ist besonders auffällig der Gedanke, dass es eben genau Ihr Kind betreffen würde. Ich möchte Ihnen in diesem ersten Kapitel erst einmal aufzeigen, dass es eben nicht „nur" Ihr Kind betrifft. Es gibt etliche Sprachauffälligkeiten und -störungen, von denen Sie die gängigsten in den folgenden Kapiteln kennenlernen werden. Und es gibt etliche Kinder, die im unterschiedlichen Ausmaß von diesen betroffen sind. Mit der Tatsache, dass Sie erkannt haben, dass Ihr Kind möglicherweise unter einer Auffälligkeit leidet, unterscheiden Sie sich bereits von vielen Eltern, die eine solche Schwierigkeit nicht immer wahrnehmen. Damit bieten Sie Ihrem Kind schon jetzt die größte Hilfestellung, die es sich wünschen kann. Denn unter all den Kindern, welche unter Verzögerungen oder Sprachstörungen leiden, wird Ihres die Chance haben, mit Ihnen gemeinsam an diesen zu arbeiten und dadurch weiter voranzukommen. Schauen Sie sich die folgenden Fakten

gerne einmal in Ruhe an. Denn mit ihrer Hilfe wird es für Sie wesentlich leichter sein, die Auffälligkeit Ihres Kindes zu akzeptieren – weil Sie wissen, dass es damit eben nicht alleine ist.
In den folgenden Studien und Statistiken wird die Faktenlage aus mehreren Jahren ab 2010 erhoben. Es werden unterschiedliche Sprachstörungen, mögliche Ursachen, Geschlechterabhängigkeit etc. aufgegriffen. Ich möchte an dieser Stelle erwähnen, dass sich die Statistiken im Laufe der Jahre immer weiter steigern, sodass der prozentuale Anteil von Kindern mit sprachlichen Auffälligkeiten nach und nach größer wird.

Im Bereich bis 14-järiger Kinder wurden bereits im Jahre 2010 folgende häufigste Diagnosen im Bereich von Sprachauffälligkeiten gemessen (Tendenz steigend):

1. *„Umschriebene Entwicklungsstörungen des Sprechens und der Sprache"*
2. *„Entwicklungsstörungen des Sprechens und der Sprache, nicht näher bezeichnet"*
3. *„Artikulationsstörung"*
4. *„Sonstige Entwicklungsstörungen des Sprechens und der Sprache"*

Diese Statistik hilft Ihnen zu erkennen, dass eine Sprachstörung sehr unterschiedliche Ursachen hat und sich häufig nicht immer gezielt voneinander abgrenzen lässt. Die Tatsache, dass „umschriebene" oder „sonstige" Entwicklungsstörungen als überwältigende Mehrheit der Diagnosen für Sprachstörungen angegeben werden, zeigt deutlich, dass selbst Ärzte nicht immer eindeutig aufzeigen können, unter welcher Art Sprachstörung das Kind ganz genau leidet. Seien Sie also im Folgenden bitte beruhigt, wenn es Ihnen schwerfallen sollte, zu erkennen, wo die Auffälligkeiten Ihres Kindes denn nun genau liegen.

Auch im Jahre 2018 wird diese vorangegangene Statistik noch einmal unterstützt. Laut einer Statistik der AOK ist auch hier nach wie vor erkennbar, dass über 60% der Leistungen auf sprachförderlicher Ebene mit den ICD-10 Richtlinien „umschriebene Entwicklungsstörungen des Sprechens und der Sprache" sowie „Sprech- und Sprachstörungen" angegeben werden. Auch hier wird also deutlich, dass bei den allermeisten betroffenen Kindern die Sprache auf mehreren Ebenen gefördert werden muss und nicht nur ein Punkt ganz gezielt behandelt werden sollte. Das verdeutlicht Ihnen wiederrum, wie sinnvoll es ist, wenn auch Sie sich im Alltag mit der Sprache im Allgemeinen befassen und diese ganzheitlich mit Ihrem Kind trainieren, anstatt nur das größte „Problem", welches Ihnen auffällt „herauszupicken" und einzeln zu fördern.

Laut einer Statistik im Jahre 2017 wurde in deutschen Haushalten bei Familien, von welchen mindestens ein Elternteil einen Migrationshintergrund besaß zu 55% eine Muttersprache gesprochen, welche nicht Deutsch ist.

Selbstverständlich ist als Ursache von möglichen Sprachstörungen ein steigender Migrationshintergrund zu nennen. Ich distanziere mich an dieser Stelle ausdrücklich von rassistischem oder fremdenfeindlichem Gedankengut. Aber natürlich ist die Muttersprache eines Kindes diejenige, welche als erstes und am leichtesten gelernt werden kann. Und gerade die Eltern dienen als Vorbild zum Erwerb der Muttersprache. Natürlich fällt es darum denjenigen Eltern leichter, ihren Kindern die deutsche Sprache beizubringen, die diese als Muttersprache erlernt haben, sowie denjenigen, die deutsch bereits seit vielen Jahren einwandfrei sprechen können.

Ebenfalls 2017 fanden kanadische Forscher heraus, dass das Risiko, eine Sprachentwicklungsverzögerung oder -störung zu entwickeln bei Kleinkindern um bis zu 49% steigt, wenn sie länger vor dem Tablett oder Fernseher beschäftigt werden. Hierbei erörtern die Forscher jedoch (noch nicht wissenschaftlich erwiesen) sehr viel weniger den Faktor, den die Geräte auf das Gehirn eines Kindes haben, sondern deutlich mehr die Zeit, die unseren Kindern mit uns als Sprachvorbildern fehlt, je länger sie sich mit der Technik beschäftigen. Es wird darum weiterhin und immer intensiver dazu angeregt, wieder vermehrt in den sprachlichen Kontakt mit unseren Kindern zu treten und uns Zeit für Interaktion mit ihnen zu nehmen, anstatt sie mithilfe von technischen Hilfsmitteln zu beschäftigen.

Laut einer Studie der Barmer GEK steigt der Anteil der Kinder, welcher Sprachentwicklungsverzögerungen in einem zu fördernden Bereich entwickelt stetig an. Im Jahr 2011 bis 2016 erhöhte sich der Anstieg von jedem zehnten auf jedes achte Kind. Dabei ist zu beobachten, dass Jungen häufiger betroffen sind als Mädchen. Bei den Jungen waren demzufolge zu dem Zeitpunkt 14,4% defizitär, bei den Mädchen 9,4%. Diese Zahlen belegen vor allem, dass die Sprachstörungen bei Kindern immer weiter ansteigen. Die Ursachen hierfür müssen folglich ebenfalls wachsen, anstatt abzunehmen.

Jetzt haben Sie einen kurzen Einblick in die „Studien- und Statistik-Welt" der Sprache erlangen können. Es gibt natürlich noch etliche weitere Zahlen und Fakten in diesem großen Bereich. Ich möchte Ihnen diese an dieser Stelle gar nicht alle vorstellen, da es sich bei diesem Ratgeber wie bereits erwähnt um einen hauptsächlich praktischen handeln soll. Ich möchte Ihnen lediglich die mögliche Angst oder Furcht davor nehmen, mit den Sprachentwicklungsauffälligkeiten Ihres Kindes alleine zu sein.

SPRACHENTWICKLUNGSVERZÖGERUNGEN *und -störungen*

Wie Sie bereits in den Statistiken des letzten Kapitels erkennen konnten, sind Sprachauffälligkeiten so vielfältig, dass selbst die Diagnose oft nicht eingrenzbar ist. Bevor ich Sie mit auf den praktischen Weg nehme, möchte ich Ihnen den Unterschied von sogenannten Sprachentwicklungsverzögerungen sowie -störungen aufzeigen. Weiterhin werde ich Ihnen einen Einblick in mögliche Ursachen geben und Ihnen aufzeigen, woran Sie erkennen können, ob bei Ihrem Kind bereits Handlungsbedarf besteht oder Sie sich noch in einem Bereich bewegen, in welchem Sie mit geeigneter Förderung selber gut vorankommen können.

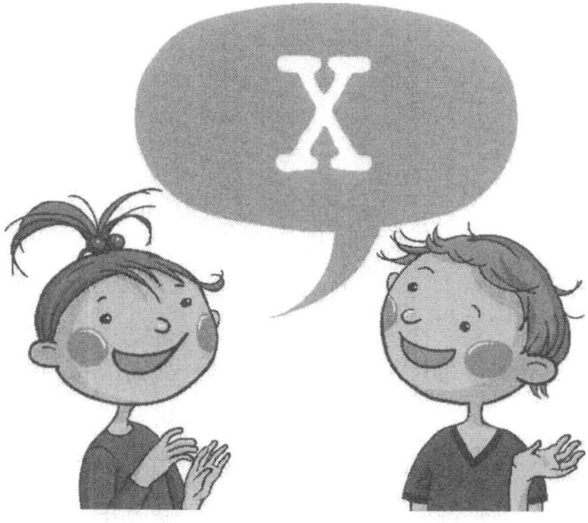

Definition

Im Allgemeinen unterscheidet man im sprachauffälligen Bereich den altersabhängigen sprachentwicklungsverzögerten Bereich sowie die tatsächliche Sprachentwicklungsstörung. Es ist wichtig, zwischen diesen Bereichen zu trennen, da Sie als Erziehender oder Fachkraft eine Verzögerung selbstständig mit Tipps von Fachkräften und Ratgebern bearbeiten können. Eine Sprachstörung hingegen kann nur und ausschließlich von Ihnen unterstützend begleitet werden. Hier ist jedoch eine Sprachtherapie nötig, um die Störung zu bearbeiten.

Altersabhängige Sprachentwicklungsverzögerungen

Es handelt sich um eine Sprachentwicklungsverzögerung, wenn Teile der Sprache (z.B. Sprachverständnis, Wortschatz, Satzbau, Artikulation) zeitlich verzögert im Gegensatz zu gleichaltrigen auftreten. Kinder, die solche Verzögerungen aufweisen, dann aber dennoch die Sprache altersangemessen erlernen, nennt man zum Beispiel „Late-Talker". Sie haben aus unterschiedlichen Gründen den Spracherwerb zwar später begonnen, jedoch gut aufholen können. Sobald wir bemerken, dass ein Kind die Sprache im Gegensatz zu Gleichaltrigen erst später erlernt, sollten wir mit der spielerischen Sprachförderung im Alltag und im besten Falle unterstützend im Kindergarten beginnen, um eine folgende Sprachstörung verhindern zu können. Ich habe Ihnen eine kleine Liste zusammengestellt, anhand derer Sie ersehen können, in welchem Alter Kinder entsprechende sprachliche Fähigkeiten haben sollten. Aber auch hier möchte ich Sie beruhigen: Alle Kinder lernen unterschiedliche Entwicklungsbereiche eben unterschiedlich schnell. Sollte Ihr Kind sich zeitlich gesehen noch hinter dieser Liste bewegen, deutet das zwar auf eine Entwicklungsverzögerung hin, kann aber in vielen Fällen mit Ihrer Mithilfe bearbeitet werden. Und aus genau diesem Grund haben Sie doch schließlich diese kleine spielerische Schatzkiste gekauft.

ALTER	SPRACHENTWICKLUNGSSTAND
Erstes Lebensjahr	Klare differenzierte Schreie zwischen Schmerz, Hunger und Angst Reagiert mit Bewegungen auf bestimmte Geräusche (zum Beispiel mit Lächeln auf Schnalzen etc.) Erste Lautbildungen von Vokalen, meist vorerst auf dem „A" und dem „E" Erstes Lallen ca. ab dem sechsten Lebensmonat Bereits erste erkennbare Sprachmelodien Anfänge zum Sprachverständnis – das Kind zögert bereits, wenn es das Wort „nein" hört und freut sich, wenn es um „Mama" und „Papa" geht
	Deutliche Ausprägung der Silbenfähigkeit, Einjährige Kinder variieren stark zwischen diversen unterschiedlichen bekannten Silben

Zweites Lebensjahr	Als Folge erste Einwortsätze sowie Imitieren von Tiergeräuschen („Wau“, „Da“, „Ham“) Gezielte Verbindungen von einfachen Worten und der entsprechenden Bedeutung Am Ende des zweiten Lebensjahres folgen häufig bereits die ersten Zweiwortsätze
Drittes Lebensjahr	Massive Wortschatzerweiterung auf bis zu 1000 Worte zum Ende des dritten Lebensjahres Damit einhergehendes deutlich besseres Sprachverständnis, Fähigkeit, einfache spielerische Anweisungen zu befolgen Größeres grammatikalisches Verständnis, erste kurze Sätze wie z.B. „Ich Brot essen“
Viertes Lebensjahr	Weitere Ausbildung schwierigerer Laute wie zum Beispiel dem „R“ werden gebildet, lediglich der Laut „Sch“ ist häufig noch schwierig und wird oft durch ein „S“ ersetzt Das Sprachverständnis macht einen enormen weiteren Sprung, Kinder verstehen jetzt in der Regel die meisten sprachlichen Anweisungen Das Bewusstsein von Gegenteilen wird immer mehr ausgebildet, Adjektive können zugeordneter benannt werden Kinder können in der Regel grammatikalisch einfache Sätze bilden, zum Teil auch bereits mit einfachen Nebensätzen Dabei werden bereits die Verben gebeugt („Ich möchte gehen“). Die Vergangenheitsform wird meist eher in den nachfolgenden Lebensjahren gelernt

Fünftes/ Sechstes Lebensjahr	Kinder passen ihre Sprache ihrem Gegenüber vermehrt an. Sie unterscheiden im sprachlichen Umgang zwischen ihren Bezugspersonen und fremden Menschen Die meisten Vergangenheitsformen können gebildet werden, die Nebensätze verschachteln sich mehr ineinander Die Lautbildung sollte an dieser Stelle abgeschlossen sein, alle Laute klar verständlich
Zum Schuleintritt	Mit Eintritt der Schule ist die grammatikalische Grundstruktur vollständig ausgebildet (Ausnahme bilden zum Beispiel der Konjunktiv oder der Imperfekt) Kausale Zusammenhänge können erkannt und benannt werden („Wenn…, dann…") Erfahrenes wird strukturiert und für Außenstehende verständlich dargestellt Erste Diskussionen mit einfachen Argumenten können bereits verständlich geführt und Kompromisse gefunden werden Der aktive (gesprochene) Wortschatz umfasst ca. 2500 Worte, der passive (verstandene) rund 14.000 Worte

Im Gegensatz zu einer Sprachentwicklungsverzögerung kann eine Sprachentwicklungsstörung nicht ohne Hilfe durch einen Fachmann reguliert werden, da die Kinder andere Lernstrategien anwenden müssen als Kinder ohne Sprachauffälligkeiten. Es kann sich hier zum einen um eine Verzögerung handeln, die zeitlich gesehen so stark von Gleichaltrigen abweicht, dass sie alleine nicht mehr aufholbar ist (im Regelfall wird eine Verzögerung von mehr als einem halben Jahr abweichend von Gleichaltrigen als Störung angesehen). Zum anderen gibt es ganz bestimmte Bereiche der Sprachentwicklung, in denen Störungen vorliegen könnten. Dieses kann dieselben Bereiche betreffen, wie die Entwicklungsverzögerungen auch, wird dann jedoch wie zum Beispiel Dyslalie, Sigmatismus oder Dysphonie belegt, welche Sie in den praktischen Kapiteln gezielt kennenlernen werden.

Mögliche Ursachen

Die Ursachen von Sprachstörungen sind extrem vielfältig. Zwei mögliche Punkte wurden bereits in den vorangegangenen Statistiken aufgegriffen. Unter anderem ist zu beobachten, dass Eltern sich immer weniger mit ihren Kindern auseinandersetzen und damit ihre sprachliche Vorbildfunktion verlieren. Kinder können dementsprechend weniger von ihren Eltern abgucken, wie Sprache im realen Leben funktioniert. Ich möchte an dieser Stelle einen direkten Vergleich anstellen. Sicher ist Ihnen bereits aufgefallen, wie schwer es uns fällt, Fremdsprachen zu lernen. Das liegt hauptsächlich an zwei Faktoren. Zum einen ist ein junges Gehirn sehr viel schneller und effektiver in der Lage, Sprachen zu erlernen, weshalb es heutzutage auch vermehrt in die Richtung geht, Kindern frühzeitig Englisch beizubringen, damit sie es später leichter haben. Weiterhin kommt allerdings der Faktor hinzu, dass Kinder ja im Grunde genommen gar nicht anders können, als die Sprache mitzulernen, da sie ihnen vorbildlich im Alltag vorgelebt wird. Würden wir als Erwachsene uns die nächsten Jahre in einem anderen Land aufhalten, würde es uns zwar dennoch schwerer fallen, die Sprache zu erlernen als Kindern, aber dennoch natürlich viel leichter als von unserem Heimatland aus, da wir durchgängig mit der Sprache „konfrontiert" werden. Diese Konfrontation wird Kindern heutzutage jedoch leider vermehrt genommen, da Eltern sehr viel seltener mit ihren Kindern sprechen als früher. Zum Teil werden Kinder mit Smartphones, Tablets oder dem Fernsehen bereits im frühen Kindesalter abgelenkt, was die Sprachförderung stark negativ beeinflussen kann.

Auch organische Ursachen können für Sprachstörungen verantwortlich sein. Bei einigen Menschen können Hirnschädigungen zum Beispiel durch einen Unfall oder Epilepsie der Grund sein. In diesem seltenen Fall sind Eltern aber jedoch bereits in aktiver therapeutischer Behand-

lung mit ihrem Kind, sodass es in Bezug auf diesen Ratgeber keinen weiteren Handlungsbedarf außer zusätzlicher spielerischer Unterstützung im Bereich der Fähigkeiten des Kindes gibt. Organische Ursachen sind in den meisten Fällen hauptsächlich im Hörvermögen begründet. Selbstverständlich ergeben sich sprachliche Schwierigkeiten, wenn wir bereits nicht in der Lage sind, das Gesprochene überhaupt hören zu können. Wenn Sie Auffälligkeiten im Bereich der Sprachentwicklung Ihres Kindes entdecken, sollte aus diesem Grund das Gehör mit als erstes überprüft werden, um eine mögliche Schwerhörigkeit auszuschließen.
Zum Teil fehlt Kindern Anspruch in der Mundmotorik. Der Mund mit Zunge, Wangen, Lippen und Kiefer als Sprachelement besteht zum großen Teil aus Muskeln, die trainiert werden müssen. Schwierige Laute zu bilden ist zum großen Teil Trainingssache, für welche der gesamte Mund ausreichend ausgebildet werden muss. Durch eine defizitäre Wahrnehmung des Mundraumes mit seinen unterschiedlichen Bereichen oder aber fehlender Muskulatur kann eine „Verwaschung" (z.B. Nuscheln) der einzelnen Laute entstehen, welche nachgearbeitet werden sollte.
In einigen Störungsbildern lassen sich psychische Hintergründe beobachten. Gerade bei den Sprachstörungen „Mutismus", „Stottern" und „Poltern" kann eine psychische Komponente eine Rolle spielen. In diesem Fall gelangt das Kind häufig in einen Kreislauf, den es alleine

nicht durchbrechen kann. Aus einer bestimmten Situation, z.B. einem Trauma heraus, kann sich eine der genannten Sprachstörungen entwickeln, die dann wiederum durch den vermehrten Druck von außen psychisch verstärkt wird. Wenn Sie eine psychische Ursache für die Auffälligkeiten Ihres Kindes in Betracht ziehen, sollten Sie unbedingt eine Fachkraft hinzuziehen.
Ein vermehrter Migrationshintergrund ist – ebenfalls wie in den Studien belegt – eine Ursache von Sprachstörungen, da auch hier den Kindern die Möglichkeiten zum Spracherwerb der Landessprache fehlen, wenn diese Zuhause eben nicht vorgelebt wird. In solchen Fällen lernen einige Kinder erst bei Kindergarteneintritt die ersten landessprachlichen Fähigkeiten.

Erkennungsmerkmale einer Sprachstörung

Grundsätzlich gilt die Regel: Handlungsbedarf besteht IMMER dann, wenn Sie bei Ihrem Kind einen psychischen Leidensdruck wahrnehmen. Sprache ist einer der wichtigen Faktoren, die Druck auslösen. Wenn Kinder in irgendeiner Weise sprachauffällig sind, dann haben sie oft nur begrenzt die Möglichkeit, sich auszudrücken. Mitunter verstehen Sie etwas nicht richtig oder können sich selber nicht so gut mitteilen, wie sie es gerne hätten. In vielen

Fällen schämen sich Kinder extrem für sprachliche Auffälligkeiten, nicht zuletzt deshalb, weil Mobbing tragischerweise heute bereits im Kindergartenalter beginnt. Unterschätzen Sie die Wirkung der Sprache auf die Psyche bitte niemals, denn das kann für Ihr Kind weitreichende Folgen haben. Reagieren Sie an dieser Stelle gerne einmal zu früh als zu spät. Ein passender Ansprechpartner sind hier zum einen Erziehungspartner wie Erzieher oder Pädagogen, um zu erfahren, wie stabil sich Ihr Kind in diesem Lebensbereich zeigt. Die anschließende Fachkraft ist dann der Kinderarzt, welcher den Sprachentwicklungsstand kurz abprüfen kann und in Erwägung mit Ihren Beobachtungen der psychischen Belastung eine logopädische Hilfe veranlassen kann.

Weiterer Handlungsbedarf besteht immer dann, wenn Ihr Kind weit hinter den Fähigkeiten gleichaltriger Kinder „hinterherhängt". Sollte Ihr Kind erst sehr viel später zu sprechen begonnen haben und diese verzögerte Zeit bisher nicht aufgeholt haben, dann ist es sinnvoll, schauen zu lassen, ob eine mögliche Verzögerung vorliegt. Aber auch und gerade dann, wenn Ihr Kind die immer gleichen Auffälligkeiten zeigt, die es sich offenbar angewöhnt hat, sollte eine Fachkraft befragt werden. Das kann zum Beispiel sein, dass Ihr Kind einen ganz bestimmten Laut konsequent umgeht, dass es vermehrt beginnt zu stottern, bereits im fortgeschrittenen Alter keine grammatikalischen Fähigkeiten zu entwickeln scheint oder im Gesamten sprachgehemmt wirkt und versucht, das Sprechen in ganz bestimmten Situationen oder sogar im Allgemeinen

zu umgehen. Auch bei diesen Auffälligkeiten ist der beschriebene Weg derselbe. Gleichen Sie Ihre Beobachtungen gerne mit weiteren Bezugspersonen des Kindes ab. Gerade Erzieher sind aufgrund Ihres Erfahrungsschatzes oft in der Lage zu sehen, ob Ihr Kind schon in einem auffälligen Bereich liegt. Ein Kinderarztbesuch kann dann auch hier Aufschluss bringen.
Seien Sie sich aber bitte immer darüber bewusst, dass Sie derjenige sind, der für das Kind verantwortlich ist. Beobachten Sie Auffälligkeiten, die Ihnen Sorgen bereiten, dann zögern Sie nicht, sich Hilfe zu holen, denn letzten Endes geht es um die Entwicklung Ihres Kindes (sofern Sie ein entsprechender Elternteil sind).
Mit diesen abschließenden Worten haben Sie einen Überblick über die Grundzüge von Sprachentwicklungsauffälligkeiten und -störungen erhalten. Die nächsten Kapitel behandeln die kindliche spielerische Sprachförderung im Allgemeinen, aber auch bezogen auf spezifische Sprachentwicklungsstörungen, die an entsprechender Stelle noch einmal vertieft werden. Ich wünsche Ihnen und Ihrem Kind an dieser Stelle schon einmal ganz viel Spaß damit, gemeinsam in die Welt der Sprache einzutauchen.

SPRACHFÖRDERUNGSÜBUNGEN
allgemein

In den folgenden Kapiteln spreche ich nur noch von Sprachauffälligkeiten. Ich weiß natürlich nicht, inwiefern sich diese bei Ihrem Kind äußern, ob sie bereits diagnostiziert sind oder Sie sich erst einmal an das Thema heranarbeiten möchten, weshalb „Auffälligkeit" der unverfänglichste Begriff ist. Lassen Sie mich an dieser Stelle noch einmal betonen: Sprachförderung tut einfach jedem Kind gut! Je besser die sprachlichen Fähigkeiten, desto selbstsicherer wird sich Ihr Kind in diesem Bereich bewegen können. Aber natürlich auch, wenn Ihr Kind stärkere Auffälligkeiten und bereits diagnostizierte Störungen mit sich trägt, ist eine zusätzliche Förderung im Alltag von elementarer Bedeutung. Sprechen Sie in diesem Fall mit dem zuständigen Therapeuten gerne über die Übungen dieses Ratgebers, die für Ihr Kind ganz besonders effektiv sind.

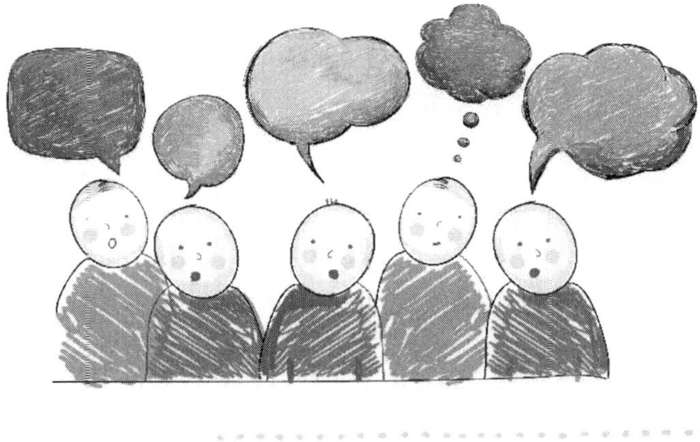

Sprachförderung lässt sich im Alltag schon dadurch erlernen, indem Sie schlicht und einfach mit Ihrem Kind sprechen und ihm somit als sprachliches Vorbild dienen. Es wird niemals wieder so schnell die Sprache lernen, wie es im Moment der Fall ist, einfach durch Beobachten und Nachahmen. Dabei geht es nicht nur um die Fähigkeit, viele Worte zu erlernen und diese grammatikalisch richtig anzuwenden. Auch die pragmatischen Strukturen, also die Fähigkeit, die Sprache der Situation anzupassen, wird beobachtet. Ihr Kind kann sehen, dass Sie am Telefon mit Ihrem Chef ganz anders sprechen als mit Ihrem Nachbarn oder Ihrem Kind selber. Diese Fähigkeiten werden im späteren Leben zu den lebenspraktischen Kompetenzen Ihres Kindes zählen. Auch die Sprachmelodie und wie diese im Zusammenhang mit Gefühlen steht (angespannter Tonfall, höhere Lautstärke bei angespannter Stimmung etc.) kann Ihr Kind nur über das Hören und Sehen erfahren. Sie merken, dass der Hauptschwerpunkt in der Sprachförderung im Sprechen überhaupt besteht, was Sie sich unbedingt zunutze machen sollten. Aber dennoch gibt es natürlich ganz gezielte Strategien, um Ihr Kind noch zusätzlich zu fördern. Entgegen der Annahme, dass ein Kind im Sprachförderbereich stillsitzen, zuhören und nachsprechen muss, ist Logopädie im Allgemeinen bereits auf dem Faktor Spaß aufgebaut. Natürlich gibt es gezielte Übungen, die Kindern mitunter weniger Spaß machen als andere. Aber mit der folgenden großen Auswahl, die ich Ihnen bereitstellen werde, sind Sie in der

Lage, ein abwechslungsreiches, lustiges und dennoch effektives „Programm“ für Ihr Kind zu erstellen, mithilfe dessen Sie die Sprache Ihres Kindes nachhaltig fördern können. Achten Sie bei dieser Zusammenstellung bitte zum einen auf die Interessen Ihres Kindes, aber zum anderen auch darauf, dass Sie so viele unterschiedliche Aspekte der Sprachentwicklungsbereiche wie möglich anspricht. Denn wie bereits erwähnt sind Sprachauffälligkeiten in vielen Fällen in unterschiedlichen Bereichen ausgeprägt. Nur recht selten entwickelt ein Kind eine Auffälligkeit in gezielt einem Bereich, weshalb es hervorragend ist, alle der folgenden Entwicklungsbereiche zu stärken.

Wenn ein Einfaches „Tralala“ genügt

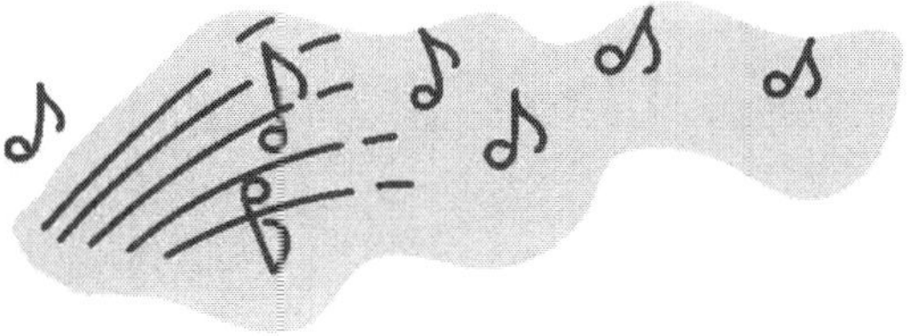

Das Singen von Liedern macht Kindern in der Regel nicht nur Spaß, sondern ist ein großartiges Mittel, um sprachliche Fähigkeiten zu erlernen. In Liedern werden die meisten sprachlichen Bereiche angesprochen, die es überhaupt gibt. Natürlich fördern Lieder den Wortschatz ganz genauso wie die Lautbildung, da beides durch das Singen miteinander vereint wird. Aber auch der Redefluss, welcher bei manchen Kindern unangemessen ist (z.B. beim Poltern oder Stottern) wird ganz gezielt gelenkt. Hierdurch wird erklärt, warum viele Menschen, die vom Stottern betroffen sind, dennoch in der Lage sind zu singen. Sie selber müssen nun nicht mehr „bestimmen", wie der Redefluss gelegt wird, da dieses bereits mit dem Lied vorgegeben wird. Der Rhythmus und die Betonung werden unmittelbar vorgegeben, was einem vom Stottern betroffenen Menschen eher schwerfällt. So viel zu diesem kurzen Exkurs in den Bereich des Redeflusses. Aber auch ohne eine Redeflussproblemtik sind die Betonung und der Rhythmus von Liedern von elementarer Bedeutung für Kinder. Sie erlernen die hiermit einhergehenden Empfindungen sehr viel besser – das bedeutet, dass sie in der Lage sind, Betonungen, Akzente und damit verbundene Pausen – konkret einzusetzen. Das ist eine Fähigkeit, die ihnen im weiteren Sprachverlauf äußerst nützlich ist. Sie sehen, dass das gemeinsame Musizieren mit Kindern wirklich nur von Vorteil ist. Viele Eltern schämen sich jedoch oft mit ihren Kindern zu singen, da sie das Gefühl haben, dass ihre stimmlichen Fähigkeiten nicht ausreichend seien. Seien Sie an dieser Stelle bitte unbedingt völlig unbesorgt. Umgangssprachlich ist es Ihrem Kind „schnurzpiepegal", wie Ihre Stimme ist. Es wird sich freuen über die gemeinsame Zeit, über lustige Lieder, über Rasseln und Trommeln, die es im Takt schlagen darf und wenn es einfach mal frei von der Seele wegsingen kann. Für die sprachliche Förderung eignen sich im Grunde sämtliche bekannte Kinderlieder („Der Kuckuck und der Esel", „Hänsel und Gretel verliefen sich im Wald" oder „Alle Vögel sind schon da"). Passen Sie doch die Lieder Ihrem gegenwärtigen Alltag oder der Jahreszeit entsprechend an. Auf diesem Weg bekommt Ihr Kind eine zusätzliche Verbindung zum Lied. Achten Sie auch gerne auf unterschiedlichen Betonungen in Rollenspielliedern wie „Hänsel und Gretel" oder „Dornröschen war ein schönes Kind". Hier haben Sie nämlich zusätzlich die Möglichkeit, die „bösen" Hexen und Feen von den „lieben" Charakteren wie Hänsel und Gretel oder dem guten Prinzen stimmlich anzugrenzen. Dabei können Sie also die Lieder um den Punkt der Sprachmelodie noch einmal mehr erweitern. Nutzen Sie gerne alle Kinderlieder, die Sie bereits kennen. Aber wenn Sie mögen, stöbern Sie sich auch gerne durchs Internet, um weitere Lieder kennenzulernen. Ich möchte Ihnen an dieser Stelle meine drei Lieblingskinderlieder vorstellen, die sich ganz ausgezeichnet zur Sprachförderung eignen. Alle drei Versionen lassen sich bei Youtube finden. Die entsprechenden Links finden Sie ebenfalls in den drei ersten Quellenverweisen der anhängenden Liste.

1. Das Auto von Lucio (Gerhard Schöne):

Das Auto von Lucio ist ein Lied, welches Sie und Ihr Kind bereits vor Vorfreude aufschreien lassen wird. Es hat im Grunde einen äußerst simplen Text. Aber dennoch ist es voller Tücke. Denn der Text wird nach und nach durch einzelne anderweitige Laute ersetzt. Es ist anfangs nicht besonders leicht zu singen, aber dafür umso lustiger. Dieses Lied ist auf sprachförderliche sowie im Bereich der Konzentration ein wirklicher Hit, der Spaß macht. Der Text geht wie folgt:

Das Auto von Lucio
Das hat 'n Loch im Reifen,
Das Auto von Lucio
Das hat 'n Loch im Reifen,
Das Auto von Lucio
Das hat 'n Loch im Reifen,
und hat's 'n Loch im Reifen,
dann klebt er es zu mit Kaugummi.

Nun werden, Strophe für Strophe die Worte „Auto", „Lucio", „Loch", „Reifen" und „Kaugummi" ersetzt. In der letzten Strophe ergibt sich hieraus folgende Wort-/Lautkonstellation:

Das Brrmmm von Mmm
Das hat 'n Ksss im Kchrrr,
Das Brrmmm von Mmm
Das hat 'n Ksss im Kchrrr,
Das Brrmmm von Mmm
Das hat 'n Ksss im Kchrrr,
und hat's 'n Ksss im Kchrrr,
dann klebt er es zu mit MjamMjamMjam.

2. Wir gehen heut auf Löwenjagd:

Dieses Lied gefällt mir in der Version von Kinderliedermacherin Simone Sommerland ganz besonders gut, weil es melodiös gesungen und mit dem Körper untermalt ist.

Die Löwenjagd verbindet unterschiedliche Betonungen hervorragend miteinander, sodass sich ganz verschiedene Gemütszustände durch den Gesang ergeben. Während das Lied anfangs lustig und enthusiastisch gesungen wird, wird die Angst und „Panik" zum Ende des Liedes ganz deutlich. Dieses wird durch das Anziehen des Singtempos noch einmal zusätzlich deutlich. Auch hier werden ganz verschiedene Laute geübt, die durch den vollen Körpereinsatz untermalt werden. Weiterhin wechseln sich Sprach im Rhythmus und gesungene Melodien miteinander ab, was eine Variation hervorruft. Zusätzlich erhalten die Kinder eine Einführung in die Thematik der Präpositionen „unter, über, außen herum, mittendurch". Ein spaßiges Lied, um die Sprache mit muskulärer Körperkraft zu verbinden und zusätzlich Emotionen auszudrücken. Auch hier erhalten Sie einen Überblick über den Text des Liedes:

Refrain:
Gesungen: Wir gehen heut' auf Löwenjagd und haben keine Angst – huh!
Wir haben ein Gewehr dabei und auch ein langes Schwert.

Strophe 1:
Gesprochen: Wir kommen an ein hohes Gras.
Gesungen: Wir können nicht oben drüber,
wir können nicht unten durch,
wir können nicht außen herum,
wir müssen mittendurch.
Gesprochen: Wir schneiden das Gras mit dem Schwert ab!
scht, scht, scht, scht...
Geschafft!
Refrain: Wir gehen heut' auf Löwenjagd...
Strophe 2:
Gesprochen: Wir kommen an einen breiten Fluss.

Gesungen: Wir können nicht oben drüber,
wir können nicht unten durch,
wir können nicht außen herum,
wir müssen mittendurch.
Gesprochen: Wir müssen durchschwimmen
Gesungen: schwimm, schwimm, schwimm…
Geschafft!

Refrain: Wir gehen heut‘ auf Löwenjagd…
Strophe 3:
Gesprochen: Wir kommen an ein großes Feuer.
Gesungen: Wir können nicht oben drüber,
wir können nicht unten durch,
wir können nicht außen herum,
wir müssen mittendurch.
Gesprochen: Wir müssen das Feuer ausstampfen!
Gesungen: stampf, stampf, stampf…
Geschafft!

Refrain: Wir gehen heut‘ auf Löwenjagd…
Gesprochen: Wir kommen an eine Höhle, es ist ganz dunkel
Wir fühlen etwas Weiches, Warmes –
der Löwe! Schnell zurück!

Über das Feuer: Stampf, stampf, stampf…

Durch den Fluss: Schwimm, schwimm, schwimm...
Durch das hohe Gras: scht, scht, scht...
Geschafft.

Wir waren heut' auf Löwenjagd und hatten keine Angst – huh!

3. Das Anlautlied:

Auch hier mache ich noch einmal auf die für mich schönste Version von Simone Sommerland aufmerksam. Dieses Lied verbindet die Laute sogar in wörtlicher Weise. Es arbeitet jeden einzelnen Laut heraus, wobei es nicht beim „Z" aufhört, sondern die Doppellaute, wie zum Beispiel „AU" oder „SP" ebenfalls einschließt. Achten Sie beim Singen bitte darauf, dass Sie wirklich den Laut singen und nicht den Buchstaben (also nur das „B" und nicht das gesprochene „Be").

Hiermit gibt das Lied Kindern die Möglichkeit, die Laute zum einen bewusst zu hören, zum zweiten mit einem tatsächlichen Anlaut eines Wortes klanglich in Zusammenhang zu bringen und zum dritten sogar die Buchstaben zu erlernen, wenn das Kind bereits im Vorschul- oder Schulalter ist. Gepaart mit einer wunderschönen, klangvollen Melodie, die sowohl etwas tiefere als auch etwas höhere Töne immer im kindlichen Bereich abdeckt, ist das Lied ein großartiger „Partner“, um Laute zu erlernen und miteinander zu verknüpfen. Der Text ist wie folgt:

(Die Buchstaben in den Klammern werden immer kurz wiederholt. Wenn Sie nur zu zweit singen, eignet es sich, den Buchstaben nur einmal gemeinsam zu singen)
(A) A wie Apfel
(B) B wie Ball
C wie Computer,
das lernt man überall.

(D) D wie Decke
(E) E wie Ecke
F wie Fuchs
und nicht wie Schnecke,
G wie Gabel
H wie Hacke
I wie Igel
J wie Jacke
K wie Kaktus
L wie Leiter
Dieses Lied, das hilft mir weiter.

M wie Mauer
N wie Neun
Wer das weiß, der darf sich freu'n
(O) O wie Oma
(P) P wie Pakete
(Q) Q wie Qualle
R wie Rakete.

S wie Sonne
T wie Tasse
U wie Uhr,
das find' ich klasse.
V wie Vogel
W wie Wand
Wer das weiß, der hebt die Hand.

X wie Xylophon
Y wie Ypsilon
Z wie Zahn,
das wars fast schon.
Ä wie Ärmel
(Ö) Ö wie Öse
(Ü) Ü wie üben,
nicht wie böse.
Au wie Auto
Ei wie Eis
Eu wie Eule,
ja ich weiß.

Pf wie Pferd
Sch wie Schere
Sp wie Spinne
St wie Sterne.

Die Kunst des Zungenbrechens

Reime und Zungenbrecher sind für Kinder ebenfalls von elementarer Bedeutung. Natürlich sind Zungenbrecher noch einmal auf einer anderen sprachlichen Ebene als ein „normaler Kinderreim“, weshalb ich den Schwerpunkt auf diese lege. Suchen Sie sich aber bitte auch gerne Kinderreime aus dem Internet heraus, die Sie themenbezogen mit Ihrem Kind als festes Ritual anwenden können. Hier eignen sich zum Beispiel Reime zum Mittagessen sehr gut:

Piep piep piep
Guten Appetit.
Jeder isst so viel er kann,
nur nicht seinen Nebenmann.
Und wir nehmen's ganz genau:
Auch nicht seine Nebenfrau.

Ich möchte hier auch einen wirklich sehr schönen Reim des Buches „Das Traumfresserchen" von Michael Ende zitieren, der sich besonders gut vor dem Schlafengehen eignet, um dem Kind ein schönes Gefühl zum Einschlafen vermittelt und – weshalb es ja hier erwähnt wird – durch die Wortspielereien die Sprache fördert.

Traumfresserchen, Traumfresserchen!
Komm mit dem Hornmesserchen!
Komm mit dem Glasgäbelchen!
Sperr auf dein Schnapp-Schnäbelchen!
Träume, die schrecken das Kind,
die lass dir schmecken geschwind!
Aber die schönen, die guten sind mein,
drum lass sie sein!
Traumfresserchen, Traumfresserchen,
dich lad ich ein!

Suchen Sie sich gerne viele unterschiedliche Reime aus, die Sie und Ihr Kind durch den Tag begleiten. Auch zum Einüben motorischer Fähigkeiten, wie zum Beispiel dem Schleifenbinden eignen sich diese sprachlichen Unterstützungen hervorragend.

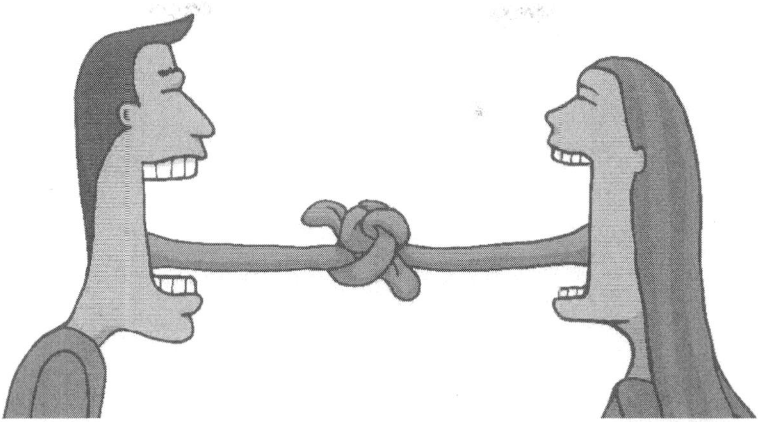

Nun möchte ich gerne zum Bereich der Zungenbrecher kommen. Wer kennt sie nicht, die Witze, die gezielt darin aufgebaut sind, uns zu verhaspeln? Dabei kennen Sie sicher ganz unterschiedliche Schwierigkeitsgrade. Besonders schwer sind diejenigen Zungenbrecher, deren Laute in verschiedenen Bereichen im Mund gebildet werden, also zum Beispiel solche, die „ckr", „Br" und „Bl" miteinander verbinden. Ich möchte Ihnen an dieser Stelle einige Zungenbrecher speziell für Kinder aufzeigen, die in der Schwierigkeit unterschiedlich angelegt sind.

Es klebt in meinem Kannenset,
Kartoffelpufferpfannenfett!

Zehn zahme Ziegen zogen zehn Zentner
Zucker zum Zug!

Es klapperten zwei Klapperschlangen, bis ihre
Klappern schlapper klangen!

Zehn Zwerge üben Handstand, zehn im Wandschrank, zehn am Sandstrand!

Zwischen zwei Zwetschgenzweigen zwitschern zwei Schwalben!

Ein witziger Zungenbrecher baut sich langsam aufeinander auf und muss gut eingeübt werden, bis er irgendwann gut funktioniert. Er ist bereits um eine Geschichte herumaufgebaut. Es lohnt sich jedoch, dieses mit Ihrem Kind zu erlernen, da auch dieser Spaß macht und vorerst eine Menge Ansprache braucht, um ihn überhaupt zu verstehen. An dieser Stelle gebe ich Ihnen noch einmal den entsprechenden Text. Auch diesen können Sie, wenn Sie mögen, noch einmal zur genauen Betonung bei Youtube ansehen. Es gibt hierzu natürlich ebenfalls Videos. Dieses ist aber nicht zwingend nötig. Das Lesen und genaue Verstehen des Textes reichen in erster Linie völlig aus. Achtung: Diese Zungenbrechergeschichte ist für Fortgeschrittene „Zungenbrecher-Meister“ geeignet. Überfordern Sie Ihr Kind hiermit bitte nicht.

In einem kleinen Dorf wohnte einst ein Mädchen mit dem Namen Barbara.

Barbara war in der ganzen Gegend für ihren ausgezeichneten Rhabarberkuchen bekannt.

Weil jeder so gerne Barbaras Rhabarberkuchen aß, nannte man sie Rhabarber-Barbara.

Rhabarber-Barbara merkte bald, dass sie mit ihrem Rhabarberkuchen Geld verdienen könnte. Daher eröffnete sie eine Bar:

Die Rhabarber-Barbara-Bar.
Natürlich gab es in der Rhabarber-Barbara-Bar bald Stammkunden.

Die bekanntesten unter ihnen, drei Barbaren, kamen so oft in die Rhabarber-Barbara-Bar um von Rhabarber-Barbaras Rhabarberkuchen zu essen, dass man sie kurz danach die Rhabarber-Barbara-Bar-Barbaren nannte.

Die Rhabarber-Barbara-Bar-Barbaren hatten wunderschöne dichte Bärte.

Wenn die Rhabarber-Barbara-Bar-Barbaren ihren Rhabarber-Barbara-Bar-Barbaren-Bart pflegten, gingen sie zum Barbier.

Der einzige Barbier, der einen Rhabarber-Barbara-Bar-Barbaren-Bart bearbeiten konnte, wollte das natürlich betonen und nannte sich Rhabarber-Barbara-Bar-Barbaren-Bart-Barbier.

Nach dem Stutzen des Rhabarber-Barbara-Bar-Barbaren-Barts geht der Rhabarber-Barbara-Bar-Barbaren-Bart-Barbier meist mit den Rhabarber-Barbara-Bar-Barbaren in die Rhabarber-Barbara-Bar, um mit den Rhabarber-Barbara-Bar-Barbaren von Rhabarber-Barbaras herrlichem Rhabarberkuchen zu essen.

Wenn Sie mögen, können Sie den letzten Teil einfach weglassen, je nachdem, wie Sie zu „Bier" in Reimen und Zungenbrechern stehen. Der Vollständigkeit halber liefere ich diesen hier aber noch einmal nach.

Dazu trinkt der Rhabarber-Barbara-Bar-Barbaren-Bart-Barbier immer ein Bier, welches es liebevoll Rhabarber-Barbara-Bar-Barbaren-Bart-Barbier-Bier nennt.

Theater, Theater

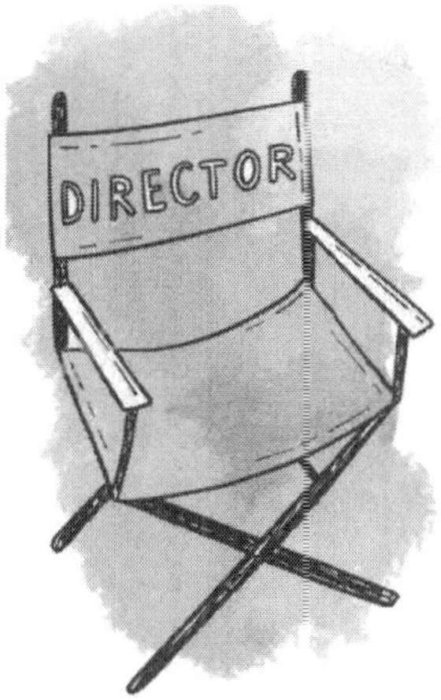

Geschichten als Sprachförderer zu nutzen ist eines der besten Dinge, die Sie für Ihr Kind im Alltag tun können. Sei es, dass Sie mit ihm gemeinsam Bücher lesen, selber Bilderbücher erstellen, einzelne Bilder malen, die den Kern der Geschichte wiedergeben, Geschichten nacherzählen, eigene Geschichten erfinden und und und. Die Möglichkeiten, Geschichten zu nutzen sind einfach unbegrenzt. Ich möchte Ihnen eine ganz bestimmte Methode vorstellen, die früher gerade in Kindergärten häufig genutzt wurde, leider aber nach und nach in Vergessenheit geraten ist. Das sogenannte „Tischtheater" bietet die wohl größte Möglichkeit, alle Vorteile von Geschichten als Sprachförderer miteinander zu kombinieren. Sie können sich dieses ähnlich vorstellen wie ein Puppentheater – nur mit noch mehr zusätzlichen Möglichkeiten. Zusammengefasst und kurz umschrieben ist ein Tischtheater ein Stück, welches „auf einen Tisch passt". Alles andere bleibt Ihnen selber überlassen. Ein Tischtheaterstück zu entwickeln ist ein Großprojekt, welches über einen längeren Zeitraum durchgeführt wird. Das Tolle hierbei ist jedoch, dass alle Elemente, die die Erarbeitung beinhaltet, sprachfördernd wirken. Starten Sie ein solches Projekt doch gerne in der Ferienzeit oder nehmen Sie sich einen festen Zeitpunkt ein oder zwei Mal in der Woche am Nachmittag, an welchem Sie gemeinsam Ihr Theater erarbeiten. Dieses Projekt eignet sich sowohl für Vorschulkinder, als auch für Schulkinder, da Sie die Thematik den Interessen Ihres Kindes anpassen können.

Die Geschichte

Im ersten Schritt müssen Sie sich überlegen, ob Sie für Ihr Theaterstück eine bestehende Geschichte nachspielen möchten oder selber eine „erfinden". Sollten Sie sich für eine bestehende Geschichte entscheiden, wirkt dieses natürlich einschränkender in Bezug auf die Worte, die gesprochen werden, die Kulissenbildung und Figuren. Das kann aber auch von Vorteil sein, zum Beispiel, wenn Ihr Kind sich gerne an einem festen Rahmen orientiert. Hier hat es dann natürlich bereits eine Ahnung, worauf das ganze Projekt hinauslaufen wird. Von daher bleibt es Ihnen völlig frei, wie Sie sich entscheiden. Im besten Fall ziehen Sie Ihr Kind schon in diese Entscheidung mit ein. Wenn Sie sich dafür entscheiden, gemeinsam eine Geschichte zu erstellen, dann gebe ich Ihnen hierfür zwei unterschiedliche Möglichkeiten an die Hand, wie Sie diese entwickeln können.

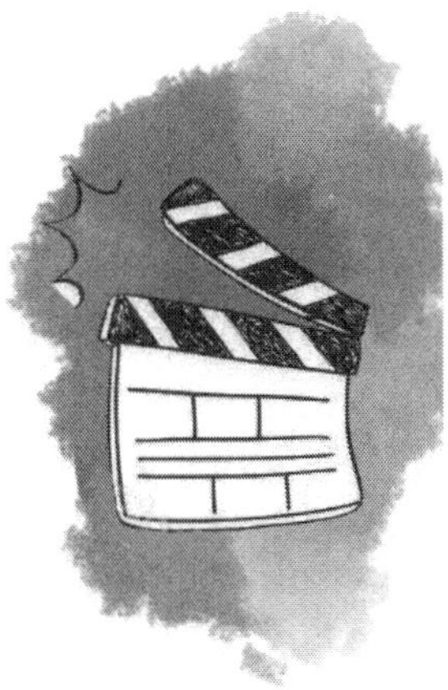

1. Geschichten würfeln

Gerade wenn Ihr Kind noch im Vorschulalter ist, eignen sich Bilder als Hilfsmittel, um Geschichten aufzubauen. Es gibt Geschichtenwürfel zu unterschiedlichen Thematiken, die Sie im Internet kaufen können. Kostengünstig können Sie selbstverständlich auch selber welche erstellen. Hierzu brauchen Sie mehrere Würfel, die Sie entweder bereits im Haus haben oder aber aus Papier falten können. Auf jeder der sechs Seiten kleben Sie ein ausgedrucktes Bild auf. Decken Sie bitte mit den unterschiedlichen Würfeln verschiedene Thematiken ab. Zum Beispiel können Sie einen Würfel mit Personen entwickeln. Nehmen Sie gerne drei Mädchen und drei Jungen, um eine Abwechslung zu haben. Ein Würfel sollte unterschiedliche Thematiken zeigen, zum Beispiel ein Geisterschloss, ein Picknick im Park einen Arzt, ein großes Fest, einen Pferdehof und einen Detektiv. Orientieren Sie sich hier an den Interessen Ihres Kindes. Je besser Sie diese treffen, desto eher wird es bereit sein, eine Geschichte mit Ihnen zu entwickeln. Der dritte Würfel könnte sechs unterschiedliche Tiere enthalten. Wählen Sie auch hier gerne die Lieblingstiere Ihres Kindes oder aber „gruselige Tiere" oder Fabelwesen. So bauen Sie mehrere Würfel auf (für Vorschulkinder eignen sich sechs Würfel für einen guten Überblick. Ältere Kinder können gerne mit zehn Würfeln arbeiten). Auch hier können Sie Ihr Kind sehr gerne in die Entwicklung der Würfel

mit einbeziehen. Fragen Sie es doch einfach, welche Elemente die Geschichte beinhalten können. Ihrer Fantasie sind keine Grenzen gesetzt. Es kann sich neben den genannten Thematiken weiterhin um Fahrzeuge handeln, um Spielzeuge, um Wetterelemente, um Pflanzen usw. Alles ist erlaubt.
Wenn Ihre Würfel fertig sind, darf Ihr Kind natürlich würfeln. Lassen Sie gerne ein Aufnahmegerät mitlaufen, um möglichst viele Sätze Ihres Kindes einzufangen ohne aber durch Mitschreiben abgelenkt zu sein. Ihr Kind hat nun die unterschiedlichen Würfel in ihrer zufälligen Konstellation vor sich liegen. Nun beginnt die Entwicklung der Geschichte. Lassen Sie Ihrem Kind gerne den Vortritt und schauen Sie, was von alleine kommt. Es kann die Würfel beschreiben, aber auch bereits Zusammenhänge herstellen, z.B. „Der Junge geht in den Park. Dort sieht er einen Hund.“. In einem solchen Fall fragen Sie gerne nach, wie der Junge der Geschichte heißt und was der Hund gerade tut. Arbeiten Sie hier unbedingt eng mit Ihrem Kind zusammen und schauen Sie, wohin Sie diese improvisierte Übung führt. Natürlich dürfen Sie auch gerne noch einmal würfeln, wenn Sie neue Aspekte hinzuziehen möchten. Wenn Sie merken, dass Ihr Kind mit seinen Erzählungen fertig ist, dann beenden Sie diese Übung. Erklären Sie Ihrem Kind, dass Sie nun aus den gesammelten Ideen eine vollständige Geschichte herausarbeiten werden, welche Sie ihm dann vorstellen werden.

Wenn Sie dieses tun, achten Sie unbedingt darauf, kindgerechte Sätze zu bilden. Außerdem beziehen Sie so viele wortgetreue Sätze Ihres Kindes mit ein, wie es geht. Damit wird es eine enorme Wertschätzung bekommen, da es feststellt, dass Sie das von ihm Gesagte gehört haben und es für wichtig genug halten, es in die Geschichte mit einzuarbeiten. Machen Sie Ihr Kind beim Vorlesen der Geschichte darauf aufmerksam, dass es diese Sätze selber formuliert hat (z.B.: „Na, erkennst du den Satz wieder?“ Oder: „Den Satz hast du gesagt“). Anschließend fragen Sie Ihr Kind noch einmal, ob es mit der Geschichte so einverstanden ist oder noch etwas ändern oder ergänzen möchte.

2. Frage-und-Antwort

Sollte Ihr Kind bereits die Schule besuchen und von sich aus sehr kreativ und fantasievoll sein, dann lassen Sie ihm gerne freien Lauf. Zücken Sie das Tonaufnahmegerät und lassen Sie es erzählen. Bei dieser Entwicklungsmethode stellen Sie gezielt die „W-Fragen“. Um wen geht es in der Geschichte, was soll passieren, warum passiert es, wo findet die Geschichte statt und so weiter. In Bezug auf die Thematik sollten Sie Ihr Kind als Erstes fragen, ob es eine realistische oder fantastische Geschichte entwickeln möchte. So haben

Sie schon einmal einen Anhaltspunkt, wie diese aufgebaut werden könnte. Beginnen Sie bei einem roten Faden, den Sie nach und nach gemeinsam weiterführen. Werfen Sie auch gerne eigene Ideen ein, die den Fortlauf der Geschichte beeinflussen. Wenn Sie merken, dass die Ideen Ihres Kindes langsam ausgeschöpft sind, die Geschichte allerdings noch stark „schwimmt", dann leiten Sie bewusst das Ende ein. Fragen hierzu können sein: „Was kann denn jetzt noch passieren, damit es ‚Anna' wieder besser geht?" oder „Wie wird Anna denn nun den bösen Zauberer besiegen?". Nachdem Sie diese Einheit beendet haben, gehen Sie ebenso vor wie beim Entwickeln einer Geschichte mit Würfeln.

Ihre Geschichte gibt Ihnen nun bereits erste Anhaltspunkte, wie die Kulisse aussehen kann. Spielt Ihre Geschichte im Dschungel oder in der Wüste, in der Stadt oder auf einem Planeten namens „Xanton"? Hieran wird die Kulisse natürlich angepasst. Auch hierbei haben Sie etliche Möglichkeiten. Sie können den Tisch von Szene zu Szene anders dekorieren, indem Sie zum Beispiel Naturmaterialien wie Sand oder Steine auf ihm verteilen, eigene Häuser oder Bäume Basteln, mit Pappmasche arbeiten etc. Um einen neuen Tag in Ihrer Geschichte zu starten, können Sie die Sonne und den Mond auf einem Spieß aufkleben, den Mond einmal von links nach rechts wandern und dann verschwinden lassen, den Sonnenstab auf einem Stück Knete hinstellen und stehen lassen. Um Regen darzustellen, können Sie Ihren Tisch mit einer Wasserpistole mit ein wenig Wasser benetzen. Auch hier sind Ihrer Fantasie absolut keine Grenzen gesetzt, wirklich alles ist erlaubt.

Natürlich können Sie auch die „Standard"-Tischtheatervariante nutzen. Hierfür nehmen Sie einen großen Karton, dessen Vorderseite geöffnet ist. In das obere Ende schneiden Sie Schlitze von links nach rechts – und zwar so viele, wie Ihr Theaterstück Bilder benötigt. Nun werden die unterschiedlichen Kulissen aufgemalt und oben an einem langen Spieß befestigt. Die unterschiedlichen Bilder können Sie nun an den Spießen in die Schlitze einhängen, sodass das Bild herunterhängt. Wenn Sie das Vordere Bild wegnehmen, kommt automatisch das dahinterliegende zum Vorschein.

Achten Sie beim Erstellen der Kulisse unbedingt darauf, Ihr Kind intensiv mit einzubeziehen. Es geht nicht um das Ergebnis am Schluss, sondern wirklich um den Weg dorthin, da ja die Sprachförderung Ihr Ziel ist. Ihr Kind muss an dieser Stelle verknüpfen, wie man das Gesprochene in ein bildlich darstellbares Format bringen kann. Das ist eine schwierige Aufgabe, die vielen Kindern jedoch großen Spaß macht, da sie ungemein kreativ ist. Lassen Sie Ihr Kind beschreiben und zeigen, welche Ideen es hat, werfen Sie aber auch gerne immer wieder Ergänzungen dazwischen, damit ein tolles Ergebnis entsteht, welches Ihr Kind zum großen Teil selber mit entwickelt hat.

Die Figuren

Sollten Sie eine vorgefertigte Geschichte genommen haben, sind die Figuren ja im Prinzip bereits vorgegeben. In jedem Fall können Sie überlegen, ob Sie eigene Figuren malen möchten, kneten, flechten oder aus dem Internet ausdrucken. Auch hier können Sie gemeinsam entscheiden, worauf Sie die meiste Lust haben und was am besten passt. Verändert sich die Stimmung Ihrer Hauptperson im Laufe der Geschichte, können Sie diese auch gerne in unterschiedlichen Stimmungslagen darstellen. Auch hier gilt wie bei der Kulissenerarbeitung: Es kommt nicht so sehr auf das Ergebnis an, wie auf die Interaktion miteinander.

Der Umfang der „Aufführung“

Natürlich sollten Sie sich auch darüber bewusst sein, wie das Projekt zu einer Wertschätzung von außen kommen kann. Es einfach fertig zu machen, die Geschichte einmal zu spielen und es dann wegzustellen, hätte für Ihr Kind keinen wert und würde den damit einhergehenden Aufwand nicht rechtfertigen. Nachdem Sie also die Geschichte, die Kulisse und die Figuren entworfen haben, üben Sie die Geschichte gemeinsam ein. Schauen Sie selber, wie viel Text Ihr Kind auswendig lernen kann. Soll es jeweils die gesprochenen Rollen übernehmen und Sie sprechen den Erzähler? Wer übernimmt die Führung der Figuren, wer den Umbau der Kulissen während des

Spielens? Für all diese Fragen können Sie beim Erarbeiten gemeinsam Antworten finden. Hierdurch übt Ihr Kind, genau hinzuhören und das Gesprochene zu verknüpfen mit den anstehenden Aufgaben, die für das Spielen des Stückes erforderlich sind. Außerdem können Sie sich im Sprechen unterschiedlicher Tonlagen und Stimmen üben, die Ihre individuellen Figuren mitbringen. Anschließend steht die „Aufführung" an. Werden Sie sich einig darüber, ob Sie Ihr Theater im familiären Kreis aufführen möchten, im Freundeskreis, in Kita oder Schule o.Ä. Fragen Sie ihr Kind unbedingt, was es sich wünscht. Sollte es besonders schüchtern sein und sich nicht trauen, das Stück direkt vor Publikum zu spielen, dann können Sie es auch gemeinsam filmen (was Sie bei einer Vorführung im Übrigen ebenso tun sollten, um es als Erinnerung festzuhalten) und den entstandenen Film vor anderen vorspielen.

Die Rätselstunde

Auch das Rätseln ist sehr gut für die Sprachförderung geeignet. Das Sprachverständnis bildet hierbei den Hauptaspekt. Denn nur Kinder, die das Rätsel wörtlich verstehen und Verknüpfungen hieraus ziehen, sind in der Lage, auf

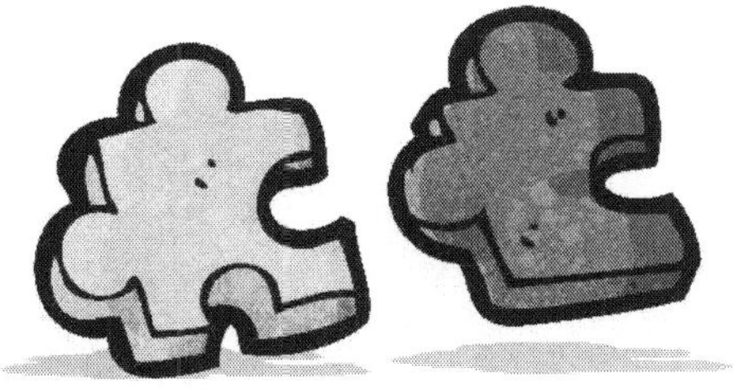

mögliche Lösungsvorschläge zu kommen. Wenn ich an dieser Stelle vom Rätseln spreche, meine ich nicht diejenigen Rätselhefte, in denen Kinder den Weg in einem Labyrinth mit dem Stift nachziehen oder entdecken müssen, wo sich die Fehler im zweiten Bild verstecken. Ich meine tatsächliche Worträtsel, die wir ihnen stellen und die es zu lösen gilt. Solche Rätselbücher lassen sich problemlos im Internet oder im Fachhandel erwerben. Achten Sie dabei aber bitte auf den Entwicklungsstand Ihres Kindes. Es sind zwar immer empfohlene Altersangaben zu sehen. Es wird Ihrem Kind jedoch nichts nützen, wenn die Rätsel deutlich zu schwer oder zu leicht sind. In beiden Fällen würde die Motivation entsprechend sinken. Ich stelle Ihnen an dieser Stelle zehn Rätsel unterschiedlicher Schwierigkeitsgrade vor, um Ihnen eine erste Orientierung zu verschaffen.

Vorschulalter:

1. Ich bin nicht groß, ich bin wirklich klein,
ich werde auch niemals sehr stark sein.
Trotzdem muss ich mein Haus ständig tragen!
Kann man jetzt meinen Namen sagen? (Schnecke)

2. Ich habe viele Blätter und ich bin doch kein Baum.
Wenn du mich aufmachst, gibt es Wörter und Bilder zu schaun. (Buch)

3. Es ist ein Hut im Wald ohne Kopf, mit einem Bein, darauf zu stehen.
Aber das Bein hat keinen Schuh und kann nirgendwohin nie gehen. (Pilz)

4. Wer hört alles, wird aber nie etwas dazu sagen? (Das Ohr)

5. Was kann man halten, nachdem man es gegeben hat? (Das Wort, das Versprechen)

Schulalter:

6. Welcher Vogel ist besonders schmutzig? (Der Schmutzfink)

7. Was wurde am 6. Dezember 1713 gefeiert? (Nikolaus)

8. Auf der Rückseite sind sie schwarz und ihr Bauch ist völlig hell.
Im Frühling kommen sie an, im Herbst entfliehen sie schnell. (Schwalben)

9. Sie schwimmt in der See, auf dem Boden wandelt sie.
Sie verlässt nie ihr Haus, egal, ob sie geht oder schläft. (Schildkröte)

10. Wenn du mich wegwirfst, bin ich zerstört.
Wenn du mich anlächelst, lächle ich zurück. (Spiegel)

Nur Spielerei

Das Spielen mit Kindern wird häufig unterschätzt. Gerade in Kindergärten ist die „Freispielzeit" eher verpönt und Eltern fordern häufig viele unterschiedliche Bildungsangebote. Das Spielen ist für die kindliche Entwicklung jedoch von enorm großer Bedeutung. Egal, ob es um Rollenspiele oder Gesellschaftsspiele, um das Spiel mit Puppen oder Bauklötzen geht – Es werden diverse unterschiedliche Bereiche gefördert. Bei Gesellschaftsspielen sind es das Regelverständnis, soziale Fähigkeiten, wie das Abwarten, bis das Kind an der Reihe ist oder dem anderen den Sieg zu gönnen. Beim Spiel mit Bauklötzen sind es mathematische Kompetenzen wie zum Beispiel das Thema Statik beim Turmbau oder Formen und Farben der Klötze. Bei Rollenspielen sind es ebenfalls vorrangig soziale Kompetenzen, neue Gruppenkonstellationen werden ausgetestet und Vergangenes verarbeitet. So bietet jedes einzelne Spiel die Möglichkeit sämtliche Entwicklungsbereiche der Kinder in unterschiedlich starkem Ausmaß zu fördern. Aber allen Spielen gemeinsam ist die Sprachförderung. Es ist völlig egal, welche Art von Spiel sich Ihr Kind aussucht, die Sprache wird in jedem Fall aktiv gefördert. Versuchen Sie sehr gerne in Ihrem gemeinsamen Alltag unterschiedliche Spielvariationen miteinander zu verbinden. Ich gebe an dieser Stelle einen kurzen Einblick, inwieweit das „einfache Spielen" die Sprache Ihres Kindes fördern kann.

Gesellschaftsspiele fördern das Sprachverständnis sehr gut. Dadurch, dass Sie Ihrem Kind die Regeln erklären, aber auch gleichzeitig am Spielbrett vormachen, kann es das Gesprochene mit dem Gesehenen sehr gut verknüpfen. Sagen Sie darum die einzelnen Schritte, die Sie tun, sehr gerne dazu, auch wenn Ihnen dieses etwas merkwürdig erscheint (z.B.: „Ich bin dran mit Würfeln. Ich habe eine Drei gewürfelt und darf drei Schritte gehen – eins, zwei, drei."). Natürlich gibt es auch Gesellschaftsspiele, die die Sprache vorrangig mitfördern. Hierzu zählt zum Beispiel „Memory". Hier eignet es sich sehr gut, wenn sowohl Sie als auch Ihr Kind die Bildkarten beim Aufdecken wörtlich benennen. Das dient der Wortschatzerweiterung enorm. Auch der Klassiker „Ich sehe was, was du nicht siehst" dient dem wachsenden Wortschatz. Denn hier muss das Kind sowohl die genannte Farbe erkennen und zuordnen, als auch die Namen der Gegenstände kennen, die die entsprechende Farbe tragen.

Konstruktionsspiele wie zum Beispiel das Bauen mit Bauklötzen, Lego- oder Duplosteinen fördern die sprachlichen Fähigkeiten immer genau in dem Bereich, in dem das Kind sich baulich gerade aufhält. Baut es Vorzugsweise Häuser, dann erweitert sich der Wortschatz um Worte wie „Dach", „Hauswand", „Basis des Hauses" etc. Bei einem Bauernhof oder Fahrzeugen bewegt sich der Wortschatz natürlich in entsprechend anderen Bereichen. Fördern Sie die entsprechenden Bereiche beim Bauen gerne ganz aktiv. Lassen Sie zum Beispiel Sätze einfließen wie: „Ich baue noch einen Zaun um das Pferd herum, damit es uns nicht weggaloppiert" oder „Unserem Auto fehlt aber noch das Lenkrad, sonst können wir nicht steuern". Auf diese Weise werden sich Ihrem Kind die entsprechenden Bereiche sprachlich sehr viel besser öffnen.

Rollenspiele erweitern die sprachliche Förderung noch um den Punkt der pragmatischen Kompetenzen. Den Kindern wird bewusst, dass sie sich als Mutter im Spiel ganz anders verhalten als wenn sie das Kind spielen. Auch der Superheld wird eine ganz andere Sprache nutzen als der Bösewicht. Lassen Sie Ihr Kind unbedingt ganz unterschiedliche Rollen ausprobieren, um herauszufinden, wie es sich charakterlich ändert. Nutzen Sie selber ebenfalls die Sprache als Zugangspunkt, indem Sie sowohl Ihre Wortwahl Ihrer Rolle anpassen, aber auch und gerade Ihre Stimmfarbe. Wenn Sie einen piepsigen Bösewicht spielen, wird Ihr Kind dieses als unstimmig wahrnehmen. Geben Sie dem Bösewicht sehr gerne eine tiefe, markante und machtbesetzte Stimme, während Sie eine unterwürfige Rolle auch gerne dementsprechend spielen sollten. So sind Sie ein hervorragendes Vorbild für Ihr Kind, welches in vielen Fällen bereits nach kurzer Zeit die Variationen in Stimmenklang, Lautstärke und Sprachbild imitieren und anpassen wird.

Auch bei kreativen Arbeiten am Tisch wie zum Beispiel dem Kneten, dem Malen und Tuschen, Basteln o.Ä. lassen sich sprachliche Elemente sehr gut einfügen. Stellen Sie Ihrem Kind gerne bewusst Fragen zu dem Erstellten. Achten Sie dabei darauf, dass es sich um offene Fragen handelt – also solche, die sich mit einem Satz und eben nicht nur mit „ja" oder „nein" beantworten lassen. Fragen Sie zum Beispiel: „Wie möchtest du denn für den Riesen als nächstes den Kopf machen?" oder „Was gefällt dir denn besonders gut an deinem Bild?". Und auf eben diese Art sollten Sie natürlich auch Ihre eigenen Arbeiten sprachlich begleiten: „Ich werde für die Sonne jetzt einen gelben Ball und einige gelbe Streifen ausschneiden" oder

„Mein gekneteter Schneemann hält einfach nicht. Ich drücke die Kugeln noch ein bisschen fester aufeinander, damit er nicht immer auseinanderkullert."
Sie merken, dass es gar nicht immer den riesigen Aufwand benötigt, um Sprache im Alltag zu fördern. Natürlich eignen sich Projekte wie das beschriebene Tischtheater hervorragend und auch die nachfolgenden Übungen ergänzen die Sprachförderung optimal. Aber gerade, wenn Sie einige Materialien nicht zur Hand haben oder eben keine Zeit für ein Theaterprojekt fördern Sie Ihr Kind enorm einfach nur durch die Tatsache, dass Sie mit ihm spielen, singen, Geschichten vorlesen/erzählen, rätseln etc. Aus diesem Grund sollten Sie sich immer wieder bewusst machen, dass Sie in Ihrem Alltag Ihrem Kind nichts Besseres tun können, als aktiv im Gespräch zu bleiben – und zwar so oft wie es geht.

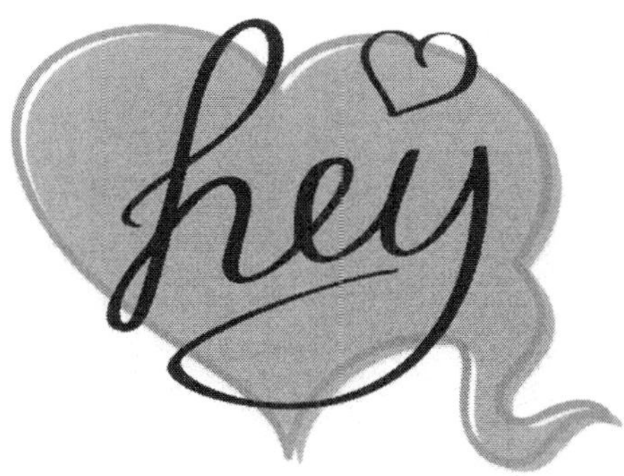

Orientieren Sie sich bitte deshalb immer an folgendem Leitsatz:

Ich möchte mein Kind aktiv sprachlich fördern. Dazu versuche ich, so oft es geht, gezielte Übungen durchzuführen. Sollte dieses jedoch einmal nicht möglich sein, dann sage ich nicht: „Heute haben wir leider nichts geschafft“, sondern vielmehr: „Jetzt erst recht. Wenn wir keine Chance auf gezielte Übungen haben, dann sprechen wir umso mehr miteinander, um die fehlenden Übungen auszugleichen.“

SPRACHFÖRDERUNG IM BEREICH *des Sprachverständnisses*

Das Sprachverständnis ist die Ausgangsbasis unserer Sprache. Um sprachlich aktiv zu werden ist es wichtig, ihre Bedeutung erst einmal zu verstehen. Dazu zählen zum einen die gesprochenen Worte, aber auch die kausalen Zusammenhänge („Wenn"…, „dann"…) und das Lesen zwischen den Zeilen. Wie oft neigen wir dazu, Dinge nur durch die Blume zu beschreiben, zum Beispiel, indem wir sagen: „In deinem Zimmer sieht es schon wieder aus, als hätte eine Bombe eingeschlagen". Unsere Kinder müssen nun aber folgende Schritte „durchführen".

1. Den Satz als solchen verstehen
2. Den Sarkasmus erkennen und verknüpfen, dass keine tatsächliche Bombe gemeint ist, sondern die umschriebene Unordnung (Achtung: Hierzu sind Kinder durchschnittlich sowieso erst ab einem Alter von frühestens vier Jahren in der Lage)
3. Aus der festgestellten Unordnung den Arbeitsauftrag, das Zimmer aufzuräumen, heraushören

Sehr viel sinnvoller ist es natürlich, wenn wir von Anfang an einfach darum bitten, dass das Kind das Zimmer aufräumt. So erleichtern wir die Kommunikation von Vornherein um ein Vielfaches.

Welche Auffälligkeiten gibt es im Bereich des Sprachverständnisses?

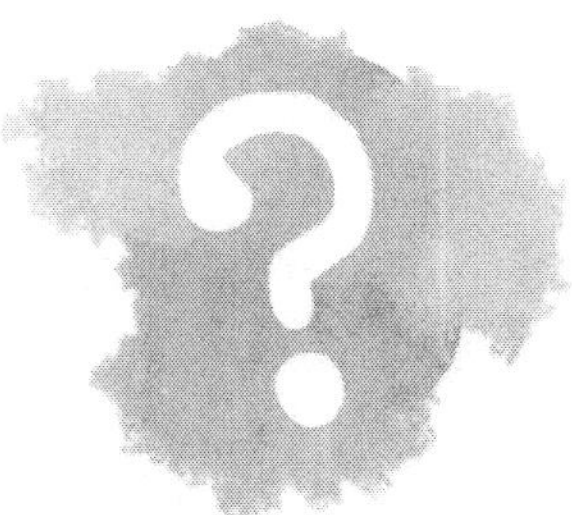

Mitunter kann es passieren, dass Eltern sich über ihre Kinder ärgern, weil diese „einfach nicht tun, was man ihnen sagt". Ärgerlich wird es natürlich ganz besonders dann, wenn das Kind gar nichts dafür kann, weil es schlicht den Auftrag nicht verstanden hat. In Bezug auf das Sprachverständnis kann es, wie oben beschrieben sowohl im Bereich des Wortschatzes als auch im Bereich der Zusammenhänge zu Schwierigkeiten kommen. Definitorisch gesehen ist das Sprachverständnis die „Fähigkeit, Sinn und Bedeutung von Lautäußerung zu verstehen". Das Sprachverständnis kann gestört sein, wenn Ihr Kind die Laute bereits nicht richtig hören kann. Die Ursache hierfür könnten zum Beispiel unentdeckte vermehrte Mittelohrentzündungen sein oder Weiterleitungsschwierigkeiten des Gehörten. Wie bei allen Sprachauffälligkeiten sollte das Gehör Ihres Kindes überprüft werden, wenn

Ihnen vermehrt auffällt, dass Ihr Kind das Gesagte einfach nicht versteht. Zusätzlich kann das Erkennen von sogenannten Lautketten gestört sein. Es kann also passieren, dass Ihr Kind zwar in der Lage ist, einzelne Laute wie das „E", das „S" und das „L" zu erkennen, aber nicht die daraus bestehende Verbindung des Wortes „ESEL". Hier ist in jedem Fall die Arbeit eines Sprachtherapeuten nötig, um Ihr Kind heranzuführen. Als nächster Schritt ist die Wortbedeutung zu nennen. Alle Kinder müssen erst einmal die Verknüpfung zwischen dem Wort „Esel" und dem grauen, vierbeinigen Tier, welches „I-ah" macht erlernen. Dieses fällt dann gezielt in den Bereich des Wortschatzes. Als nächstes muss das Gesprochene in das Weltwissen eingefügt und in größere Bereiche zugeordnet werden. Dabei besteht zum Beispiel ein Unterschied, ob ein Esel steht und frisst oder liegt und schläft. Um ein gängigeres Beispiel zu wählen: Eltern reagieren häufig gestresst und empört, wenn ihre Kinder das gerade friedlich schlafende Baby wecken, obwohl sie doch gerade eben erst gesagt haben, dass dieses schläft. Hat das beispielhafte Kind jedoch nicht das Baby aus Provokation mutwillig geweckt, dann hat es offenbar die Information, dass das Baby schläft entweder gar nicht erst verstanden oder aber nicht dahingehend eingeordnet, dass ein Baby vermehrte Schlafzeiten braucht und es darum Rücksicht nehmen sollte.

Störungen im Sprachverständnis sind nur sehr bedingt zu „testen". Hier haben Sie ausschließlich durch genaue Beobachtung die Chance, diese wahrzunehmen. Indizien für eine solche Störung können sein, dass

1. Ihr Kind auf Ansprache Ihrerseits gar nicht erst reagiert
2. die Reaktion Ihres Kindes auf Gesprochenes unpassend ist. Dass es zum Beispiel das Schreibtischlicht anschaltet, anstatt wie gefordert die Deckenlampe ausschaltet. Oder aber, dass es unpassende Antworten auf Ihre Fragen gibt (Bsp.: „Hat dir dein Brot gut geschmeckt?" – „Mit Marmelade")
3. Auffällig albernes und störendes Verhalten, wenn es auf das Zuhören ankommt. Mit dieser Reaktion versuchen Kinder die Scham zu überspielen, die Ihre Störung mit sich bringt
4. Ihr Kind Gesprochenes immer und immer wiederholt. Dieses machen viele Kinder zeitweise, um das Gesagte besser zu verarbeiten. Dieser Zustand sollte jedoch nicht dauerhaft anhalten
5. Ihr Kind sich generell scheinbar gar nicht für Sprache interessiert

Wenn Sie prüfen möchten, ob Ihr Kind das Gesagte wirklich versteht, geben Ihnen die genannten Punkte einen ersten Anhaltspunkt. Weiterhin ist es hilfreich, wenn Sie

eine Anweisung erst einmal ohne zusätzliche Hilfe geben. Zeigen Sie bei der Bitte, die Schuhe vor der Tür auszuziehen also bitte nicht auf die Schuhe oder den Ort, an dem Ihr Kind die Schuhe ausziehen soll. Denn Kinder, die Problematiken im Bereich des Sprachverständnisses haben, orientieren sich stark an solchen Hilfen und ersetzen die Sprache durch diese.
Um das Sprachverständnis zu fördern, sollten Sie allgemein mit Ihrem Kind den Wortschatz trainieren. Hierzu eignen sich das gemeinsame Anschauen von Bilderbüchern, das Vorlesen, das Spiel „Memory", gezielte einfache Anweisungen im Alltag usw. Folgende drei spielerische Übungen helfen Ihrem Kind zusätzlich, um das Sprachverständnis zu trainieren.

Frage- und Antwortspiel

Bei diesem Spiel brauchen Sie als Material lediglich ein Buch. Wählen Sie gerne das Lieblingsbuch Ihres Kindes aus. Nun sagen Sie Ihrem Kind, dass Sie ein kleines Frage- Antwortspiel mit ihm spielen möchten. Verwenden Sie bitte niemals Worte wie „testen" oder „prüfen", denn das würde Ihr Kind mit großer Wahrscheinlichkeit unter großen Druck setzen. Lesen Sie aus dem entsprechenden Buch jeweils immer drei bis vier Sätze vor. Ich demonstriere dieses einmal an dem bereits zitierten Reim des „Traumfresserchen" von Michael Ende.

„Traumfresserchen, Traumfresserchen!
Komm mit dem Hornmesserchen!
Komm mit dem Glasgäbelchen!
Sperr auf dein Schnapp-Schnäbelchen!
Träume, die schrecken das Kind,
die lass dir schmecken geschwind!
Aber die schönen, die guten sind mein,
drum lass sie sein!
Traumfresserchen, Traumfresserchen,
dich lad ich ein!"

Lesen Sie erst einmal nur bis „Sperr auf dein Schnapp-Schnäbelchen!"
Nun können Sie zum Beispiel folgende Fragen stellen:

1. Wer soll kommen? (Traumfresserchen)
2. Was soll das Traumfresserchen mitbringen? (Hornmesserchen, Glasgäbelchen)
3. Was soll das Traumfresserchen aufsperren? (Schnapp-Schnäbelchen)

In diesem Reim sind die Worte natürlich besonders schwierig, ich wollte Ihnen die Übung lediglich an einem bereits bekannten Beispiel verdeutlichen. So können Sie zum einen überprüfen, wie weit Ihr Kind im Bereich des Sprachverständnisses überhaupt ist, es hat jedoch auch selber die Möglichkeit dieses gezielt zu trainieren. Natürlich können Sie später diese Übung auch weiterführen, indem Sie nach Zusammenhängen fragen, die nicht explizit genannt sind. An einem erdachten Beispiel könnte das

so aussehen: „An einem herrlichen Sommertag möchte Lisa rausgehen. Als sie ihre Gummistiefel anziehen möchte, hält ihre Mutter sie auf. ‚Aber Lisa, deine Sandalen reichen völlig aus'".
Eine weiterführende Frage kann an dieser Stelle sein: „Warum braucht Lisa ihre Gummistiefel nicht?" – Weil es an dem Sommertag für diese zu heiß ist. Hier können Sie einschätzen, inwiefern Ihr Kind bereits in der Lage ist, die kausalen Zusammenhänge zu erkennen.
Diese Übung hat statt eines Spielcharakters einen Übungscharakter. Damit sie dennoch Spaß bringt, sollten Sie Ihr Kind entsprechend motivieren. Dieses können Sie zum Beispiel durch eine kleine Belohnung tun. Immer, wenn Ihr Kind zehn Fragen richtig beantwortet hat (Achtung: Junge Kinder bitte nur fünf Fragen), dann bekommt es ein Sternchen oder einen Lieblingsaufkleber, eine kleine Süßigkeit etc. Natürlich können Sie dieses Spiel mit etwas älteren oder Schulkindern aber auch als „Duell" stattfinden lassen. Zuerst lesen Sie ein kleines Stückchen vor und stellen eine Frage und anschließend Ihr Kind. Für jede richtig beantwortete Frage bekommt derjenige einen Punkt. Und wer am Ende des Kapitels die meisten Punkte hat, gewinnt. Sollte Ihr Kind bereits so weit sein, dass es schon Fragen zum Text entwickeln, aber noch nicht lesen kann, variieren Sie das Duell gerne, indem Sie ein Hörspiel anstellen. Es wird ein kurzer Abschnitt vorgespielt und dann anschließend abwechselnd Fragen entwickelt.

Eine Schnitzeljagd fördert die Sprache des Kindes völlig ohne dass es dieses bemerkt. Bei dieser gilt es Hinweise zu verfolgen, die Sie vorher ausgelegt haben. Diese Hinweise könnten am Schluss zum Beispiel zu einem kleinen „Schatz" führen. Falls Ihnen das Prinzip der Schnitzeljagd nicht bekannt ist, erhalten Sie hier eine kurze Anleitung, wie Sie diese gestalten.

Sie geben Ihrem Kind einen ersten Hinweis, welcher es zu einem bestimmten Ort führt. Das kann zum Beispiel in Form eines Rätsels verpackt sein. Im freien Gelände könnte das zum Beispiel sein: „Drei Bäume den geraden Weg entlang wird der nächste Hinweis versteckt sein" oder „Auf dem Hof, auf welchem viele Tiere leben, findest du den nächsten Hinweis (Bauernhof). Suche bei dem Pferdefutter (Stroh)." Natürlich sollten Sie die Hinweise dem Entwicklungsstand Ihres Kindes anpassen. Auch die Länge der Schnitzeljagd muss nach Alter variiert werden. So führt ein Hinweis zu einem Ort, an welchem der nächste Hinweis liegt, welcher ebenfalls zum nächsten Ort führt etc.

Führen Sie die Schnitzeljagd gerne mit Ihrem Kind gemeinsam durch. So haben Sie die Möglichkeit es zu unterstützen, aber auch zu sehen, wie schnell es tatsächlich auf die Lösungen kommt. Sie können die Schnitzeljagd auch variieren, indem Sie tatsächliche Worträtsel (s. Kapitel „Rätselstunde") einfließen lassen und Ihrem Kind erst dann den nächsten Hinweis verraten, wenn es ein Rätsel lösen konnte. Reizen Sie dieses aber bitte nicht aus – eine Schnitzeljagd sollte zwar fordern, aber unbedingt auch Spaß machen. Es wird Ihnen und Ihrem Kind nicht weiterhelfen, wenn es bei jedem Hinweis fast verzweifelt. Sie können Ihrem Kind ebenfalls gezielte Anweisungen geben, die es durchführen muss, um zum nächsten Hinweis zu gelangen. Das kann zum Beispiel sein: „Hüpfe genau zehn Mal auf deinem linken Bein" oder „Gehe 15 Schritte rückwärts ohne dich umzusehen" etc. Auch hier ist Ihr Kind gefordert, genau hinzuhören, Ihre Anweisung zu verarbeiten und schließlich umzusetzen. Der Schatz am Ende einer Schnitzeljagd sollte reizvoll sein, da diese zeitaufwändig ist. Bei Schulkindern darf ein solches Spiel gerne 1,5 Stunden dauern, bei Kindergartenkindern entsprechend weniger. Der Schatz könnte zum Beispiel ein kleines Malheft sein, ein Päckchen Buntstifte, die Lieblingssüßigkeit, die es nur ganz selten gibt, ein Gutschein für einmal Zimmeraufräumen usw. Auch hier dürfen Sie Ihrer Kreativität freien Lauf lassen.

Kreativ nach Anweisung

Im Normalfall lassen wir unsere Kinder häufig völlig eigenständig kreativ werden. Deshalb ist es für Kinder eine lustige Abwechslung und für uns eine gute Möglichkeit, das Sprachverständnis zu überprüfen, wenn wir unsere Kinder einmal ganz gezielt nach Anweisung kreativ werden lassen.
Dieses kann zum Beispiel das Malen eines Weihnachtsbildes sein. Beziehen Sie hierbei sowohl Gegenstände mit ein als auch Lagebezeichnungen, Farben etc. Lesen

Sie Ihrem Kind immer nur eine Anweisung vor, die es dann malt und geben Sie dann erst die nächste Anweisung. Eine solche Beschreibung könnte in Bezug auf die Weihnachtsthematik wie folgt aussehen:

1. In die Mitte des Bildes malst du einen grünen Tannenbaum
2. Diesem malst du verschiedene bunte Kugeln
3. Als Tannenbaumspitze malst du einen roten Stern
4. Unter dem Tannenbaum liegen vier Geschenke
5. Links am Bild ist eine geöffnete Tür
6. Durch die Tür schaut ein Kind hinein
7. Zwischen der Tür und dem Tannenbaum liegt ein grün-blau-gestreifter Teppich
8. Auf dem Teppich liegt ein Hund und schläft
9. etc.
10. etc.
11. etc.

Seien Sie mit Ihren Anweisungen unbedingt eindeutig und einfach. Je nach Altersstufe und Entwicklungsstand können Sie die Anweisungen natürlich auch schwieriger gestalten. Hierzu können Sie zum Beispiel mehrere Schritte in eine einzelne Anweisung einfließen lassen. Die erste Anweisung des genannten Beispiels könnte also sein:

12. In die Mitte des Bildes malst du einen grünen Tannenbaum mit verschiedenen bunten Kugeln und einem roten Stern als Tannenbaumspitze

Auf diesem Weg wird die Übung nicht zu langweilig, falls Ihr Kind bereits älter oder weiterentwickelt sein sollte.

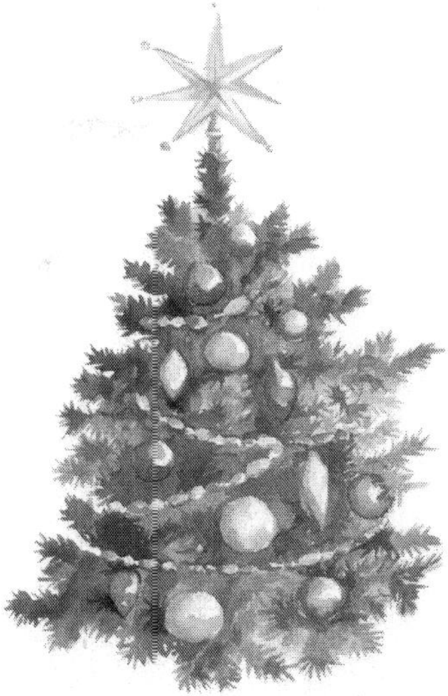

Hervorragend geeignet für diese Übung ist die Technik des Origami. Dieses ist das Falten unterschiedlichster Dinge aus einem Blatt Papier. Schauen Sie gerne im Internet nach Anleitungen für „Origami mit Kindern". Wenn Sie bereits schriftliche Anleitungen finden, die dem Entwicklungsstand Ihres Kindes entsprechen, dann ist das großartig, wenn nicht, suchen Sie gerne gezielt bei Youtube und formulieren Sie diese wörtlich. Achten Sie dabei bitte unbedingt auf Genauigkeit. Ich gebe Ihnen an dieser Stelle ein Beispiel für eine von mir formulierte Anleitung eines Origami-Frosches für Kinder. Lustig ist es, wenn Sie Ihr Kind selber mitraten lassen, welches Tier es am Schluss werden könnte. Legen Sie dafür ein grünes, quadratisches Papier vor Ihrem Kind ab und geben Sie nun folgende Anweisungen (Achtung: Origami nach Anleitung ist schwer! Dieses ist eine Übung für Schulkinder.

Bitte unterstützen Sie Ihr Kind, falls es die Anweisungen missversteht, damit es am Schluss dennoch zu einem Erfolgserlebnis kommt).:

1. Falte dein Papier diagonal mit den Ecken aufeinander, dass ein Dreieck entsteht

2. Klappe es wieder auf, sodass das Quadrat mit dem diagonalen Knick geöffnet vor dir liegt

3. Falte nun die beiden anderen Ecken aufeinander, sodass du nochmal ein Dreieck vor dir liegen hast

4. Klappe es wieder auf; Auf deinem quadratischen Blatt siehst du jetzt ein Kreuz aus zwei geknickten Falten

5. Drehe dein Quadrat einmal um, sodass die Knickfalten nach oben abstehen – ähnlich wie bei einem Dach

6. Nun knickst du die Seiten deines Papieres ganz bis nach oben, sodass ein Rechteck entsteht

7. Öffne dein Blatt wieder

8. Knicke nun auch wieder die anderen Seiten nach oben, sodass ein weiteres Rechteck entsteht

9. Öffne es wieder

10. Die Knickfalten deines Blattes sehen jetzt aus wie ein Stern und treffen sich alle in der Mitte

11. (Jetzt kommt ein schwieriger Schritt, den Sie wahrscheinlich vormachen müssen, während Sie ihn erklären) Nun wird das Blatt entlang aller Knickfalten zusammengezogen, sodass es aussieht, als würde ein Stern entstehen

12. (diesen Schritt bitte ebenfalls mit dem Kind begleiten, da es schwer verständlich ist) Dabei wird es entlang der querliegenden Seiten zusammengeknickt. Jetzt hast du

ein Dre eck vor dir liegen, welches aus mehreren übereinander iegenden Schichten besteht

13. Nun faltest du die rechte untere Spitze deines Dreiecks ganz an die obere Spitze heran. Nimm dabei bitte nur die obere Lage

14. Falte den letzten Schritt wieder auf und klappe denselben Teil ganz nach links herüber, sodass sich auf der linken Seite eine dritte Lage bildet

15. Klappe nun dieselbe Spitze, welche jetzt auf der linken Seite ist, ebenso nach oben wie im letzten Schritt, sodass die Falte deutlicher wird

16. Lasse diese dieses Mal zugeklappt und falte dein Muster wieder auf die rechte Seite zurück.

17. Führe das gleiche nun auf der linken Seite durch. Klappe hierzu als erstes die linke untere Spitze nach oben bis zur obersten Spitze (nur die obere Lage)

18. Öffne dieses wieder

19. Klappe nun wieder das Dreieck auf die rechte Seite, sodass nun hier eine dritte Lage entsteht

20. Klappe die nun rechts unten liegende Spitze wieder nach oben zur Spitze, sodass sich der Knick verstärkt

21. Lasse dieses geknickt und falte es wieder auf die linke Seite zurück

22. Dein Gebilde sieht nun so aus als würde ein Quadrat auf einem Dreieck liegen

23. Drehe dein gesamtes Werk auf den Rücken, sodass das gefaltete Quadrat direkt auf dem Tisch liegt – Die Dreiecksspitze zeigt dabei nach oben

24. (Mit großer Wahrscheinlichkeit müssen die folgenden zwei Schritte wieder direkt vorgemacht werden) Falte nun die obere Lage so herunter, dass die Kante rechts-oben die Mittellinie berührt. Es entsteht ein halber Drache

25. Halbiere den gerade durchgeführten Schritt noch einmal, indem du die nun innen liegende Kante nach außen auf die äußere rechte Kante faltest

26. Führe die letzten beiden Schritte ebenfalls auf der linken Seite durch. Falte dafür die obere Lage so herunter, dass die Kante links-oben die Mittellinie berührt. Es entsteht ein halber Drache

27. Halbiere den gerade durchgeführten Schritt noch einmal, indem du die nun innen liegende Kante nach außen auf die äußere linke Kante faltest

28. Drehe dein Tier noch einmal um. Was hast du gefaltet?

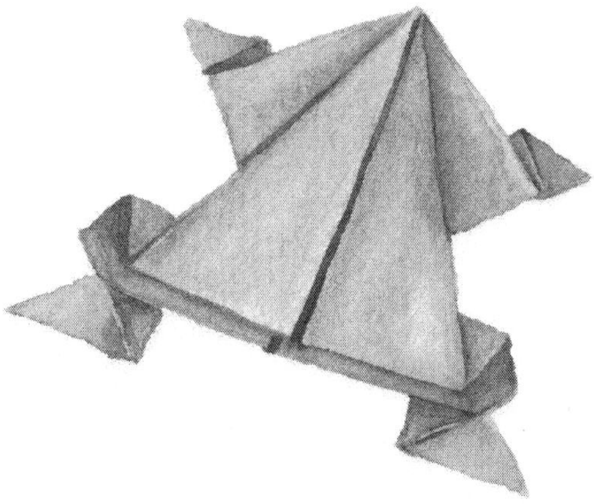

Nun kann Ihr Kind dem Frosch bei Bedarf noch Augen malen. Die Anleitung zum Video finden Sie hier:

https://youtu.be/dR-7y-z6GQc

Ich betone noch einmal, dass das eine schwere Aufgabe ist, die mitunter selbst für Erwachsene für Verwirrung sorgen kann. Mit großer Wahrscheinlichkeit können auch Sie den Frosch nicht ohne das Video nur anhand der Anleitung falten. Es ist hilfreich, wenn Sie ebenfalls ein Blatt vor sich liegen haben und die Schritte mitmachen. Sprechen Sie hierfür erst einmal die Anweisung und schauen Sie, wie Ihr Kind reagiert. Sollte es bereits richtig falten, loben Sie es und falten es nach. Sollte es Schwierigkeiten haben, sprechen Sie den Satz noch einmal und falten Sie währenddessen mit. So kann Ihr Kind das Gesprochene und Gesehene miteinander verknüpfen. Sie werden merken, dass Ihr Kind die Anweisungen sehr viel besser durchführen kann, wenn Sie dieses gezielt üben.

SPRACHFÖRDERUNG IM BEREICH *pragmatischer Fähigkeiten*

Auf kommunikativer Ebene beschreibt Pragmatik die Fähigkeit, „sprachliche (Laute, Wörter, Sätze) und nicht-sprachliche (Gestik, Mimik) Zeichen in der Interaktion (z.B. in einem Gespräch) so zu vermitteln, wie es die jeweilige Situation erfordert". Nicht selten gelten Kinder als „unerzogen", die jedoch Schwierigkeiten im kommunikativ-pragmatischen Bereich haben. Zu den pragmatischen Fähigkeiten gehört wie bereits kurz angerissen auch die Fähigkeit, zu unterscheiden, mit wem ich mich gerade überhaupt im Gespräch befinde. Im Laufe unseres Lebens lernen wir alle uns unserem Gesprächspartner entsprechend anzupassen. Die meisten von uns würden Kritik an einem engen Freund ganz anders äußern als an einem Chef – es sei denn, der enge Freund ist gleichzeitig der Chef. Diese pragmatischen Kompetenzen sind von großer Wichtigkeit, da sie uns das Leben deutlich erleichtern.

Sie helfen uns, uns im sozialen Umfeld zurechtzufinden und uns selbstbewusst hierin zu bewegen. Wenn wir permanent verunsichert sind, in was für einer sozialen Lage wir uns eigentlich gerade befinden, wird dieses deutlich schwerer. Aus diesem Grund ist es wichtig, solche Fähigkeiten aktiv zu trainieren.

Welche Auffälligkeiten gibt es im Bereich der pragmatischen Fähigkeiten?

Eine pragmatische Störung ist ebenfalls wie das Sprachverständnis nicht einfach und eindeutig zu überprüfen. Dennoch gibt es auch hier selbstverständlich wieder Hinweise, die auf eine solche Störung hindeuten. Hierzu zählen zum Beispiel:

1. Schwierigkeiten, den Blickkontakt zu halten
2. Verminderte Nutzung von Gestik oder Mimik
3. Schwierigkeiten, dem Gesprächspartner zuzuhören
4. Probleme, sich klar zu einer Situation zu positionieren: „Mir egal"
5. Häufiges Wiederholen des Gesagten
6. Eine verminderte Empathie (= Einfühlungsvermögen in das Gegenüber)
7. Wenig Interesse Gespräche zu führen

Die Folgen einer pragmatischen Störung beziehen sich hauptsächlich auf das soziale Umfeld des Kindes. Es kann sich nur äußerst schwer der Situation angemessen verhalten. Von Erwachsenen wird es deshalb häufig als „unangepasst", „übergriffig" oder schlicht „auffällig" dargestellt. Auch ist es nicht zwingend der beliebteste Spielpartner, da es große Schwierigkeiten hat, sein Gegenüber in seinen Gefühlen wahrzunehmen und hierauf einzugehen. So ist es zum Beispiel möglich, dass ein Kind mit einer pragmatischen Störung gar nicht erst erkennt, dass der Spielpartner mit der vorliegenden Situation nicht einverstanden ist und immer wütender oder trauriger wird. Es spielt weiter seinen Turn durch „ohne Rücksicht auf Verluste". Das ist natürlich ein wenig überspitzt negativ beschrieben, aber genau hier liegt die Problematik. Denn selbstverständlich nehmen Kinder mit fehlenden pragmatischen Fähigkeiten dennoch eine mögliche Ablehnung wahr. Weiterhin ziehen sie sich mitunter schon von sich aus zurück, da sie selber die Überforderung spüren, die für sie mit sozialen Kontakten einhergeht. Dieses kann sogar soweit führen, dass Kinder mit dieser Problematik in eine Außenseiterrolle rutschen. Um pragmatische Fähigkeiten zu erwerben, ist es sinnvoll, zuerst im familiären Umfeld zu üben und dieses neu erworbene Wissen dann auf die Lebenswelt der Kinder zu übertragen.

Kinder mit pragmatischen Störungen haben große Schwierigkeiten, die Körpersprache anderer zu erkennen oder die eigene gut zu nutzen. Aus diesem Grund eignet es sich, die Körpersprache ganz bewusst zu trainieren. Dafür sollten Sie als erstes den Körper gemeinsam aufwärmen, damit Ihr Kind diesen besonders gut spüren kann. Hierzu können Sie sich als erstes hinstellen wie ein Baum, fest in der Erde verankert. Spannen Sie den Körper gemeinsam an und halten sie diesen eine Weile in dem Zustand. Dann lösen Sie Ihre Muskeln wieder. Anschließend bewegen Sie sich zusammen sachte im Wind und dann stärker im Sturm hin und her. Lassen Sie auch Ihre Äste (Arme) hoch über den Baumwipfel (Kopf) flattern. Nun kommt der Baum wieder zur Ruhe. Spüren Sie Ihrem Körper kurz nach, bevor Sie nun mit dem Körpertraining beginnen. Die erste Möglichkeit ist die „Zauberschokolade". Setzen Sie sich Ihrem Kind gegenüber. In Ihrer Hand halten Sie eine Tafel „Zauberschokolade". In Wirklichkeit brauchen Sie dafür nur eine leere Schachtel, die Schokolade existiert nur in Ihrer gemeinsamen Vorstellung. Gemeinsam futtern Sie nun die Schokoladentafel leer. Sie wechseln sich ab und essen jeweils immer ein Stück. Aber bei dieser zauberhaften Schokolade schmecken alle Stücke unterschiedlich. Einige so süß wie Zuckerwatte, andere so bitterscharf wie Senf. Ihre Aufgabe ist es nun, als erstes zu erraten, ob Ihrem Gegenüber das gegessene Stück schmeckt oder nicht und um welche

Geschmacksrichtung es sich handeln könnte. Für die Zitrone können Sie Ihr gesamtes Gesicht nach innen zusammenziehen, Schärfe kann mit einer heraushängenden Zunge, hecheln und fuchtelnden Händen nachgeahmt werden. Auf diesem Weg lernt Ihr Kind zum einen, Ihre Mimik zu verknüpfen, aber auch diese selber zu nutzen. Das gleiche Spiel können Sie mit Empfindungen spielen. Sie stellen sich vor, dass Sie in einem Theaterstück sind und situationsunabhängig darstellen müssen, in welchem Gemütszustand Sie sich befinden. Üben Sie gemeinsam ein, wie das Gesicht sich nach Stimmungslage verändert. Wenn Ihr Kind die Gesichtsausdrücke besser deuten und imitieren kann, nehmen Sie gerne auch den Körper mit hinzu. Das Nutzen von Gesten ist im Allgemeinen leider eher verpönt. Ausschweifende Arm- oder Beinbewegungen werden eher als Zappeln angesehen, statt als Ausdrucksform. Kindern würden stärkere Gesten jedoch sehr viel besser helfen, Körpersprache zu interpretieren. Üben Sie gerne mit Ihrem Kind übertriebene Bewegungen, die in unterschiedlichen Gemütszuständen durchgeführt werden – zum Beispiel das Aufstampfen mit dem Fuß in Wut oder das übertriebene Zusammenfalten der

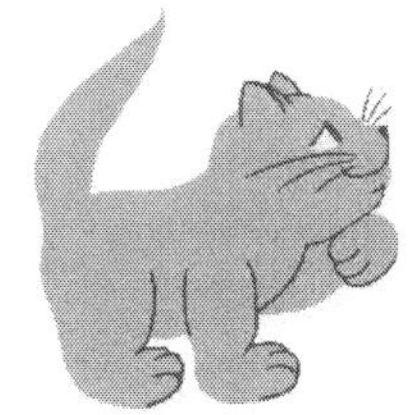

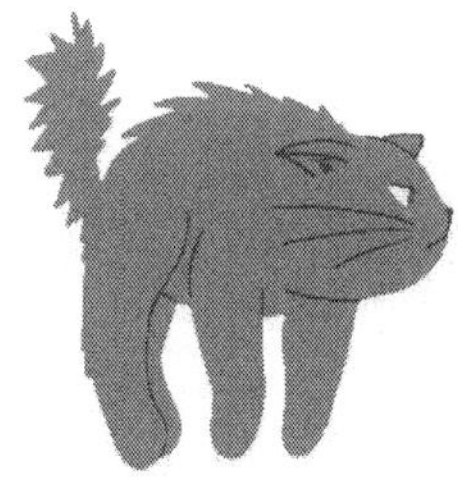

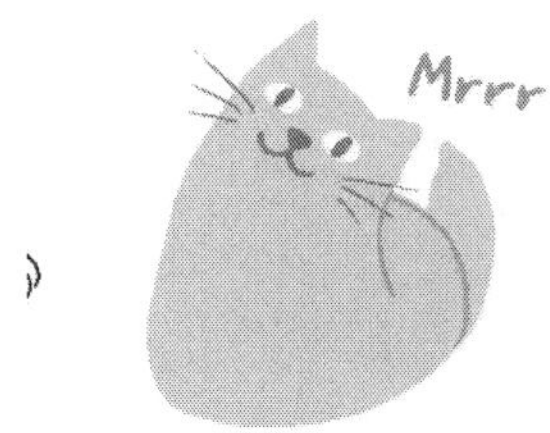

Hände in Glückseligkeit. Wenn Ihr Kind auch diese Bewegungen gut beherrscht, lassen Sie diese nach und nach weiter abschwächen, sodass sie lebenspraktischer werden. Ihr Kind lernt hiermit, die gesehenen Nuancen besser auf den Alltag zu übertragen.
Als letzten Schritt übertragen Sie die Körpersprache auf die Stimmfarbe. Dabei geht es allerdings nicht um die gesprochenen Worte, sondern um den sich verändernden Stimmklang, wenn wir unterschiedliche Gefühle haben. Um dieses zu imitieren, werden Sie beide zur Katze. Sie beginnen nun gemeinsam zu miauen, seien Sie dabei so neutral wie möglich. Nun werfen Sie verschiedene Sätze ein und Sie haben gemeinsam die Aufgabe das Miauen der Katze an diesen Satz anzupassen. Solche Sätze können sein:

1. Die Katze hat schrecklichen Hunger
2. Die Katze vermisst ihre Mama
3. Die Katze hat Angst vor dem Schatten an der Mauer
4. Die Katze ist wütend, weil ihr Spielzeug weggenommen wurde
5. Die Katze freut sich, weil sie ihre Mama wiedersieht
6. Usw.

Das Improvisationstheater eignet sich sehr gut für mittelgroße Gruppen, kann aber auch anfangs sehr gut zu dritt gespielt werden. Sind Sie und Ihr Kind zu zweit, ist es sehr gut, wenn Sie entweder den zweiten Elternteil, einen weiteren Verwandten oder einen Freund des Kindes mit hinzuziehen. Ich beschreibe an dieser Stelle das Spiel „einfrieren", welches eine spielerische Übung des Improvisationstheaters darstellt. In dieser Übung beginnen zwei Spielpartner eine Situation darzustellen. Dieses kann eine Verabredung zum Eis essen sein. Sprechen Sie sich mit Ihrem Spielpartner ab, dass Sie diese erste Situation spielen möchten. Nun haken Sie sich beispielsweise gemeinsam ein und lecken an Ihrem nicht vorhandenen Eis. Dabei unterhalten Sie sich zusammen über das Wetter. Und gerade als Sie mit dem Arm in den Himmel zeigen, um darzustellen, wie schön die Sonne scheint, ruft die dritte Person, welche der Szene zusieht „Stopp". In diesem Moment frieren beide Schauspieler ein und bleiben exakt so stehen, wie sie gerade sind. Die außenstehende Person steht nun auf und tickt einen der beiden Schauspieler an, welcher sich löst und zum neuen Zuschauer wird. An ihrer Stelle tritt nun der vorherige Zuschauer. Dieser muss exakt die Position des vorherigen Schauspielers annehmen. Und nun beginnt er die Szene, allerdings so, wie er sie gesehen hat. In dem hochgestreckten Arm, der eigentlich auf den schönen Sonnenschein deuten sollte, kann er zum Beispiel den erhobenen Arm eines Tänzers gesehen haben. So könnte er nun seine Szene beginnen,

indem er sagt: „Den Arm bitte noch ein ganz klein wenig höher! Wunderbar – und nun folgt die Pirouette“. Der Spielpartner muss sich natürlich dementsprechend schnell der neuen Szene anpassen.
Dieses Spiel erfordert ein wenig Übung. Es ist gar nicht so leicht aus den Situationen völlig neue Bilder herauszusehen. Und wie bereits gesagt, macht es noch mehr Spaß, wenn Sie das Spiel mit mehreren Personen zusammenspielen. Aber es trainiert die pragmatischen Fähigkeiten auf großartige Weise. Zum einen muss Ihr Kind unabhängig vom Gesprochenen erkennen, welche neuen Situationen Ihre Körpersprachen eröffnen. Dann muss es mutig genug sein, einzugreifen und selber eine neue Szene in Gang zu bringen. Und schlussendlich muss es die Fähigkeit besitzen, auf neue Szenen, die ein Außenstehender startet, unmittelbar einzugehen und seine eigene Stimmungslage sowie Körpersprache blitzschnell anzupassen. Diese Übung ist gut ab Grundschulalter geeignet. Sollte Ihr Kind im Kindergartenalter sein, eignet sich das Spiel „Wer klingelt an der Tür?“ besser:

Hierfür sitzen Sie gemeinsam mit Ihrem Kind zusammen und sagen den Vers:

„Ding Dong, Ding Dong,
Wer klingelt an der Tür?
Ding Dong, Ding Dong
Was glaubst du, wer ist hier?“

Nun dürfen Sie und Ihr Kind abwechselnd eine Person, ein Tier oder ein erdachtes Wesen nennen, welches in den Vers eingesetzt wird.

„Ding Dong, Ding Dong,
Tante Grete klingelt an der Tür!
Ding Dong, Ding Dong,
sie will bestimmt zu mir.“

Nun beginnt ein kurzes Gespräch zwischen Ihnen (Tante Grete) und Ihrem Kind, welches nun auf Sie reagiert. Hierbei kann es hervorragend trainieren, wie es sich verhält, wenn unterschiedliche Personen zu ihm kommen. Setzen Sie gerne bekannte Personen ein, wie Verwandte, Freunde, aber auch entfernte Bekannte, wie Nachbarn o.Ä. Nehmen Sie Erzieher oder Lehrer als Beispiel, aber auch den Pizzaboten. So kann Ihr Kind effektiv lernen, wie sich Gespräche mit unterschiedlich stark sozial gestaffelten Menschen entwickeln. Nehmen Sie aber auch gerne „den großen, bösen Wolf“, „die kleine Raupe Nimmersatt“ oder „Captain Hook“, um das Spiel richtig witzig zu gestalten.

Abwechslungsreiche Sozialkontakte fördern

Soziale Fähigkeiten zu erlernen geht natürlich nur bedingt zuhause zu zweit. Natürlich können Sie durch Theater und Körpertraining den Grundstein legen. Die tatsächlichen Fähigkeiten erlernt Ihr Kind aber dennoch nur in realen sozialen Kontakten. Versuchen Sie aus diesem Grund unterschiedliche soziale Kontakte zu schaffen. Laden Sie Freunde Ihres Kindes zum Spielen ein, aber auch eigene Erwachsene soziale Kontakte, damit Ihr Kind von Ihnen als Vorbild lernen

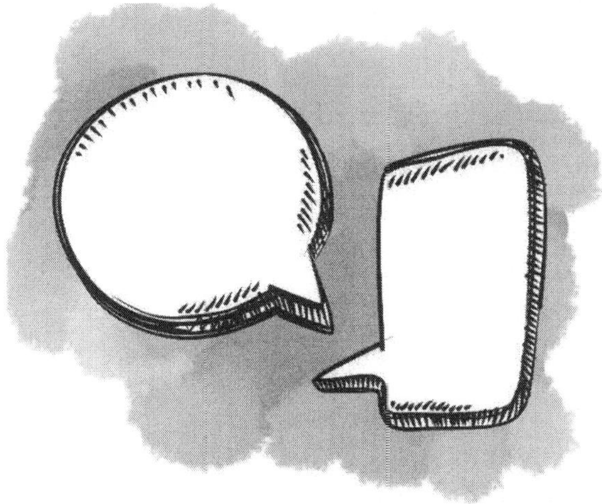

kann. Gehen Sie bewusst ins Gespräch mit Nachbarn und lassen Sie Ihr Kind dabei zusehen. Lassen Sie bitte auch zu, wenn Ihr Kind sich in die Gespräche einmischt. Solange die Inhalte passend sind und es sich nicht mit völlig unpassenden Themen „dazwischendrängt“, kann es von solchen gemeinsamen Gesprächen nur profitieren. Laden Sie auch gerne unterschiedliche Verwandte ein. Wenn Sie gemeinsam einkaufen, soll Ihr Kind gerne mal einen Verkäufer nach etwas fragen, was Sie gerade nicht finden. Natürlich kann es auch die morgendlichen

Brötchen bestellen oder im Restaurant sein Essen und Trinken alleine fordern. Ebenfalls kann es an der Kasse zahlen, das Wechselgeld in Empfang nehmen und hierbei die Gesprächsführung halten (Begrüßung – Höflichkeitsfloskeln – Verabschiedung). Selbstverständlich sollten Sie ihm verdeutlichen, dass dieses nur möglich ist, weil Sie als Elternteil bei ihm sind. Dass es ansonsten eben nicht mit Fremden sprechen soll, muss weiterhin oberste Priorität haben. Aber in solchen gemeinsamen Situationen wird es Ihrem Kind enorm helfen, wenn es selbstständig üben darf, ins Gespräch mit Außenstehenden zu gehen.

SPRACHFÖRDERUNG IM BEREICH *der Lautbildung*

Fragen Sie sich bitte einmal, wie viele Laute die deutsche Sprache hat. Vielleicht sind Sie ratlos in Bezug auf diese Frage, vielleicht haben Sie mit 26 geantwortet für die Anzahl der Buchstaben des deutschen Alphabets. Wenn Sie intensiver nachgedacht haben, haben Sie sicher bemerkt, dass es neben den 26 Buchstaben jedoch auch noch Mehrfachverbindungen gibt, wie „Sp", „St", „Sch", „Au", „Eu", etc. Vokale sprechen wir manchmal lang aus (wie in dem Wort Haar") und manchmal kurz (wie in dem Wort „Amme"). Und auch das „S", welches sowohl stimmhaft (wie im Wort „Saft") als auch stimmlos (wie im Wort „Nest") gesprochen werden kann, bildet zwei unterschiedliche Laute. Dementsprechend haben wir mehr Laute zur Verfügung, als wir anfänglich vermuten könnten. Die unterschiedlichen Laute sind unterschiedlich schwer zu bilden. Das „M" zum Beispiel ist sehr viel leichter als das „Sch". Aus diesem Grund entwickeln sich die Laute auch in unterschiedlichem Alter. Verbindungen wie „Sp", „St" oder „Sch" werden in der Regel als letztes gebildet, zum Teil erst kurz vor Eintritt in die Schule.

Die Schwierigkeit in der Lautbildung liegt in den unterschiedlichen Bereichen im Mundraum, in welchem sie entstehen. Beim „M" werden die Lippen zum Beispiel lediglich aufeinandergelegt, während wir die Luft durch die Nase strömen lassen. Das „G" jedoch entsteht im Rachenbereich, indem wir mit dem hinteren Teil unserer Zunge den Rachenraum verschließen, mit Luft ein wenig Druck erzeugen und anschließend den Verschluss der Zunge „aufploppen" lassen. Unsere Kinder müssen durch viele Fehlversuche und Imitation natürlich erst einmal erlernen, wie die Laute überhaupt entstehen, bevor sie sie bilden können. Hierbei können selbstverständlich etliche „Fehler" passieren. Spüren Sie doch einfach mal nur das Alphabet durch. Wo genau entstehen die Laute und was müssen Sie tun, um einen korrekten Laut zu bilden? Was macht dabei Ihre Zunge, wie sind die Spannungsverhältnisse Ihrer Wangen, Ihrer Zunge und Ihrer Lippen, wie weit ist Ihr Kiefer geöffnet und wie groß ist der Luftdruck den Sie zum Erzeugen des Lautes benötigen? Erst durch diese Übung wird uns Erwachsenen mal wieder ganz bewusst, wie komplex das Thema Lautbildung überhaupt ist.

Welche Auffälligkeiten gibt es im Bereich der Lautbildung?

Die häufigste Auffälligkeit im Bereich der Lautbildung ist die „Dyslalie". Bei dieser werden einige Laute nicht gebildet und konsequent(!) vermieden und durch andere ersetzt. Das „R“ wird zum Beispiel häufig durch das „H“ ersetzt. Die Kinder eignen sich also eine tatsächliche Vermeidungsstrategie an, um dem Laut aus dem Weg zu gehen. Dyslalie ist natürlich sehr viel einfacher zu erkennen als eine pragmatische Störung oder Probleme im Sprachverständnis. Denn, dass unsere Kinder einige Laute gar nicht sprechen, hören wir natürlich sofort. Auch der Sigmatismus, besser bekannt unter dem Wort „Lispeln“ ist eine gängige Störung in der Lautbildung. Nun stellt sich natürlich die Frage, wie Sie Ihr Kind dabei unterstützen können, die Laute neu zu bilden. Im Alltag sollten Sie Ihr Kind keineswegs konfrontativ korrigieren („Das heißt nicht „Hasenmäha“, das heißt „Rasenmäher“). Denn damit wird es sich nur umso schneller kritisiert fühlen und seine Sprechfreude verlieren. Sehr viel besser ist es, das falsch gesprochene Wort noch einmal in richtiger Form zu wiederholen. (Kind: „Da ist ein Hasenmäha“. Sie: „Das stimmt. Ich sehe den Rasenmäher auch.“). Auf diesem Weg hört Ihr Kind den Laut immer wieder in richtiger Form, ohne aber direkt auf einen Fehler hingewiesen zu werden.

Es ist dennoch wichtig, dass Ihr Kind die Lautbildung nach und nach immer besser beherrscht. Nicht selten werden Kinder bereits im Kindergarten wegen einer fehlerhaften Aussprache gehänselt. In der Schule kann es dann erst recht problematisch werden. Merken Sie, dass Ihr Kind große Probleme in der Lautnildung hat und mindestens einen Laut wirklich durchgängig meidet, dann sollten Sie in jedem Fall den Kinderarzt fragen, ob eine logopädische Behandlung bereits notwendig sein könnte. Denn je eher Ihr Kind die richtigen Laute lernt, desto weniger wird es die falschen verinnerlichen und desto kleiner ist die Angriffsfläche für Hänseleien und Mobbing.

Mundmotorik

Lautbildung hängt in erster Linie mit der Mundmotorik zusammen. Sind wir nicht in der Lage, unsere Lippen, Zunge, Wangen, Kiefer und den Rachenraum entsprechend flexibel zu bewegen, dann werden wir auch Schwierigkeiten in der Lautbildung haben. Ich möchte Ihnen aus diesem Grund als erstes einige Übungen zur Mundmotorik vorstellen.

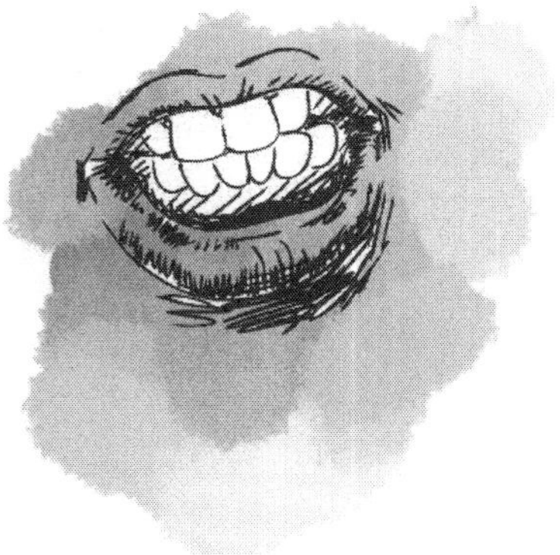

Fangen wir mit dem Pusten an. Das Pusten trainiert die Stabilität in den Wangen, sowie die Luftdosierung. Sie können wirklich alles pusten! Seien Sie auch hier bitte kreativ. Machen Sie ein Wattebäuschen-Rennen, indem Sie diese nur mit Ihrer Atemluft bewegen. Erhöhen Sie den Schwierigkeitsgrad, indem Sie die Wattebäuschen auf den Tisch legen, als schnellster an der Tischkante ankommen müssen, aber auf keinen Fall hinter der Kante herunterfallen dürfen. Stellen Sie drei Kerzen auf und

pusten Sie aber nur eine ausgewählte aus. Lassen Sie Ihr Kind heiße Speisen selber kühler pusten, machen Sie ein Bootrennen in der Badewanne oder bepusten Sie sich gegenseitig mit Schauen.
Auch Schlürfen eignet sich sehr gut für die Mundmotorik, da es die Muskulatur stärkt. Lassen Sie Ihr Kind so oft wie möglich mit Strohhalm trinken und auch wenn es verpönt ist, schlürfen Sie die Suppe gerne einmal gemeinsam. Hier gilt: Der lauteste Schlürfer gewinnt.
Machen Sie richtige Gesichtsverrenkungen. Ziehen Sie alle Muskeln Ihres Gesichtes nach innen, indem Sie sich vorstellen, dass sie in eine saure Zitrone gebissen hätten. Reißen Sie den Mund und die Augen so weit auf wie es geht, stellen Sie Überraschung dar, indem Sie die Augen öffnen, die Brauen hochziehen und den Mund zu einem spitzen „OH" formen. Machen Sie doch einfach ein „Gesichts-Verrenkungen-Duell" – wer hält es länger durch, Grimassen zu ziehen? Mit diesen Methoden wärmen Sie und Ihr Kind die Muskulatur gemeinsam sehr gut auf.
Anschließend können Sie mit Ihrem Kind Motorik-Geschichten machen. Hierfür setzen Sie sich Ihrem Kind gegenüber. Geben Sie ihm gerne einen Spiegel in die Hand, damit es sich ansehen kann. Nun beginnen Sie eine Geschichte zu erzählen und machen die Bewegungen mit. Ihr Kind soll diese dann nachahmen. Dabei kann es sich gerne im Spiegel ansehen, um diese zu überprüfen.

Eine Geschichte könnte so aufgebaut sein:

Kommt das Häschen aus dem Bau
(Zunge gerade herausstrecken)

Schaut nach rechts
(Zunge nach rechts bewegen)

Schaut nach links
(Zunge nach links bewegen)

Es schaut rundherum genau
(Zunge kreisen lassen)

Hört das Häschen ein Geräusch
(Zunge starr werden lassen)

Fängt es an zu wittern
(Mit der Zunge tastend umhergehen)

Wenn es den Fuchs entdecken kann
(Zunge anhalten)

fängt es an zu zittern
(Mit der Zunge wackeln)

und huscht - ratzfatz – zurück in seinen Bau
(Zunge blitzschnell hineinziehen)

Im Internet finden Sie viele ähnlicher Verse und Motorikübungen. Stellen Sie sich gerne ein abwechslungsreiches Repertoire zusammen, um spielerisch die Flexibilität und die Muskulatur Ihres Kindes zu stärken.

Wenn Ihr Kind in der Zwischenzeit besser gelernt hat, den fehlerhaften Laut zu bilden, diesen aber nach wie vor aus Gewohnheit meidet, ist das Verbessern innerhalb des Sprachtrainings erlaubt. Sagt Ihr Kind zum Beispiel erneut das Wort „Hasen", dürfen Sie gezielt fragen: „Heißt es ‚Hasen' oder heißt es ‚Rasen'?" Nun wird Ihr Kind sich mit großer Wahrscheinlichkeit bereits selber verbessern. Achten Sie aber bitte darauf, eine regelmäßige Verbesserung nur im Training anzuwenden. Im Alltag sollte das nach wie vor eher die Ausnahme bleiben.

Sie können zur besseren auditiven Wahrnehmung unterschiedliche Spiele spielen. Dieses trainiert die Fähigkeit des genauen Hinhörens und hilft Kindern dabei, wieder vermehrt darauf zu achten, wie die Worte eigentlich wirklich ausgesprochen werden. Das ist ein sehr guter erster Schritt in die Richtung, die Lautbildung zu optimieren.

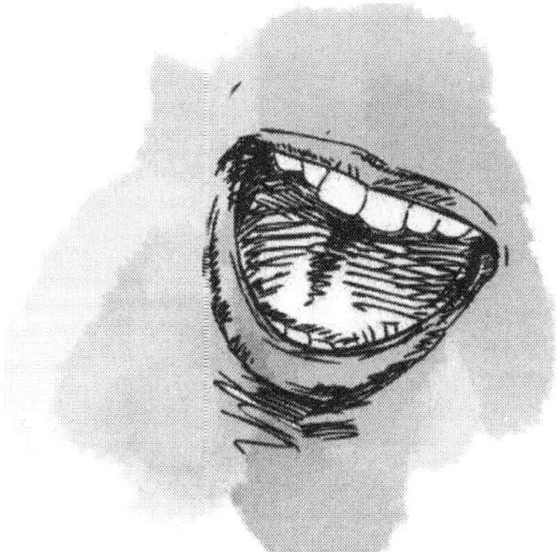

1. Geräusche-Raten:

Schauen Sie gerne erst einmal, inwiefern Ihr Kind überhaupt in der Lage ist, Geräusche zu unterscheiden. Hierzu dreht es sich mit dem Rücken zu Ihnen und Sie machen ein Geräusch nach. Das kann ein einfaches Aufstampfen, in die Hände klatschen oder Schnipsen sein. Fangen Sie mit solchen leichten Geräuschen an und erhöhen Sie den Schwierigkeitsgrad. Öffnen Sie einen Reiß- oder Klettverschluss, lassen Sie eine Schranktür leise zufallen, kratzen Sie mit dem Nagel über die Gardine oder klopfen Sie mit einem Legostein über den Boden. So werden Sie schnell merken, inwieweit Ihr Kind überhaupt schon genau hinhört.

2. Klangmemory:

Entwerfen Sie ein Memoryspiel mit Dingen, die besonders eindeutige oder gar keine Geräusche machen. Die lautlosen Dinge könnten ein Schmetterling sein, eine Feder oder einem Eisbecher. Eindeutige Geräusche hingegen machen Trommeln, der Hahn, ein Feuerwehrauto etc. Nun müssen sie abwechselnd wie gewohnt Paare finden. Bei jedem Umdrehen muss allerdings das Geräusch imitiert werden oder die Stille durch den auf den Lippen liegenden Zeigefinger dargestellt werden. Die nächst schwierigere Version des Klangmemorys lässt sich im Internet oder im Spielefachhandel erwerben. Hier besteht ein Pärchen jeweils aus einem Bild und einem abspielbaren Laut. Auch hier müssen Sie abwechselnd wie gewohnt Paare suchen, aber eben solche, die den Laut und das Bild verbinden. Das klingt zwar leicht, ist aber anspruchsvoller als man denkt und fördert die auditive Wahrnehmung hervorragend.

1. **Imitationsspiel:**

Legen Sie für dieses Spiel frei Gegenstände auf den Tisch. Wählen Sie dazu gerne Gegenstände, die für Ihr Kind schwierige Laute beinhalten (Zum Beispiel ein „Buch", wenn Ihr Kind beim „B" zu viel Druck verwendet oder eine „Schlange", wenn Ihr Kind Schwierigkeiten beim „Sch"). Tipp: Anspruchsvoller wird das Spiel, wenn Sie Gegenstände unterschiedlich klingender Worte nehmen „Schlange" – „Zange" – „(Haar-)Spange". Nun fragen Sie mehrmals nach den Gegenständen: „Wo ist die Schlange – die Spange- die Zange?" Ihr Kind nimmt die Gegenstände hoch und antwortet mit: „Hier ist die Schlange – die Spange – die Zange". Nachdem Sie dieses in unterschied ichem Tempo geübt haben, stellen Sie die Fragen mit unterschiedlicher Betonung und verschiedenem Stimmklang. Sie näseln, sie lispeln bewusst, Sie flüstern, Sie schreien, sie sprechen singend-fröhlich, sie sprechen drohend usw. Auch hier soll Ihr Kind Ihre Klangfarben und Aussprache ganz bewusst imitieren.

Auch, wenn es bereits ein Extrakapitel dargestellt hat. Ich bitte Sie inständig, mit einem Kind, dessen Problematik in der Lautbildung liegt, ganz viel zu singen. Sie können ihm keinen größeren Gefallen tun, da Lieder sowieso sämtliche Geräusche miteinander kombinieren. Aber zusätzlich bieten Lieder auch die Möglichkeit, einzelne Laute gezielt zu trainieren. Lesen Sie hierzu gerne noch einmal die Tipps im Kapitel „Wenn ein einfaches ‚Tralalala' genügt". Neben dem „Auto von Lucio", der „Löwenjagd" und dem „Anlautlied" eignen sich zum Beispiel noch folgende Lieder für bewusstes Lauttraining.

1. „Tschu tschu wa" – von Volker Rosin für das „Tsch"
2. „Summ, summ, summ, Bienchen summ herum" für das stimmhafte „S"
3. „Kuckuck, Kuckuck, ruft's aus dem Wald" für das „K"
4. „Schlaf, Kindlein schlaf" für das „Sch"
6. „Ri, Ra, Rutsch, wir fahren mit der Kutsch" für das „R" und das
7. „Tsch"
8. „Die Itze Bitze Spinne" für Zischlaute
9. „Hm, Hm macht der grüne Frosch im Gras" für Doppellaute
10. „Old Mac Donald hat 'ne Farm" für alle Tierlaute
11. Usw.

Klanggeschichten

Versuchen Sie mit Ihrem Kind Klanggeschichten zu entwickeln. Hierfür gebe ich Ihnen eine leichtere und eine schwierigere Variante an die Hand.
Als leichtere Variante erzählen Sie selber eine Geschichte. Beginnen Sie gerne mit einer Thematik, in der

Ihr Kind sich gut auskennt, zum Beispiel dem Bauernhof. Jedes Mal, wenn Sie von etwas erzählen, was sich gut mit Lauten imitieren lässt, machen Sie diese nach. Das können selbstverständlich die Tiergeräusche sein, aber auch das Melken der Kuh („tschhhhhh") oder das Trappeln der Pferdehufe auf dem Boden (Klack-Klack, Klack-Klack). Sie können die Geräusche gerne völlig frei imitieren, also das Klackern auch gerne mit den Füßen. Zur tatsächlichen Mundmotorik eignet es sich, die Geräusche ausschließlich mit dem Mund nachzuahmen. Versuchen Sie hierbei gerne mehrere Varianten. Es bleibt in jedem Fall eine auditive Wahrnehmungsübung, auch wenn Sie Ihrem Kind in Bezug auf die Lautbildung freie Hand lassen. Achten Sie dabei bitte auch auf die Bedürfnisse Ihres Kindes. Es ist durchaus möglich, dass es die Lust schnell verliert, wenn Sie die Laute ausschließlich auf den Mund beschränken. Klanggeschichten lassen sich richtig groß „aufmachen". Sie haben zum Beispiel die Möglichkeit, diese mit Ihrem Kind wirklich nach und nach durchzugehen und aufwändigere Geräuschketten zu entwickeln, die die Geräusche wirklich gut imitieren. Hierfür können Sie zum Beispiel auch Regenmacher basteln oder auf einem Xylophon das Aufblitzen der Sonne darstellen. Ein fröhliches Lächeln kann mit einem leisen Gekicher imitiert werden und ein Regenbogen mit einem „Pling" einer hohen Gitarrensaite. Donner lässt sich hervorragend mit dem Kochlöffel auf einem Topf nachahmen usw. Auch hier sind Ihrer gemeinsamen Phantasie keinerlei Grenzen gesetzt. Versuchen Sie doch einmal, eine Klanggeschichte in einem aufwändigeren Projekt zu entwickeln und dann anschließend auszunehmen. Sie werden erstaunt sein, inwieweit Kinder bereits Geräusche kreativ darstellen können. Entwickeln Sie gerne eigene Geschichten oder lassen Sie sich inspirieren von Klanggeschichten, die Sie im Internet suchen können. Auf der Seite https://www.erzieherin-online.de/medien/musik/klanggeschichten.php finden Sie einige Beispiele, wo bereits Ideen für Klänge entwickelt sind. Finden Sie jedoch gerne mit Ihrem Kind auch andere Geräusche, um die Geschichten klanglich erfahrbar zu machen.

Eine andere Klanggeschichte lässt sich ganz ohne Worte darstellen. Dieses ist jedoch schwieriger und eignet sich vorzugsweise mit einer größeren Gruppe. Dennoch können Sie es sehr gut auf einem Kindergeburtstag nutzen oder wenn Ihr Kind einmal eine kleinere Gruppe zum Spielen eingeladen hat, beim Treffen mit Verwandten o.Ä. Natürlich können Sie auch der Lehrkraft oder dem Erzieher Ihres Kindes eine solche Klanggeschichte vorschlagen, da dieses ein wirklich schönes Experiment für Kinder ist. Legen Sie sich alle gemeinsam mit dem Rücken auf den Boden. Denken Sie

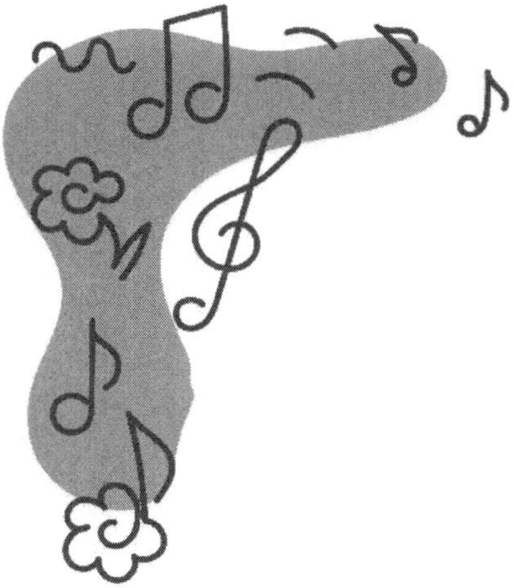

sich ein bestimmtes Thema aus, bei welchem es viele unterschiedliche Geräusche gibt. Das kann ebenfalls wieder ein Bauernhof sein, aber auch ein Uhrwerk, ein Rummel oder Weihnachtsmarkt, ein Park o.Ä. Nennen Sie den Kindern dieses Thema. Nun sollen sich alle Gedanken machen, was man in dieser Situation so alles hört und wie man diese Laute mit dem Mund imitieren kann. Das darf natürlich auf dem Rummel auch der Ruf nach „warmem, frischem Popcorn" sein oder die angepriesenen „Gewinne, Gewinne, Gewinne". Wichtig ist, dass Sie den Kindern verdeutlichen, dass sich die Geräuschkulisse nach und nach aufbauen und anschließend wieder verblassen soll. Ohne Absprache sollen die Kinder erst nach und nach mit ihren eigenen Lauten agieren bis sie den klanglichen Höhepunkt finden, diesen kurz halten und anschließend wieder verblassen, bis es völlig ruhig ist (Übrigens: Diese Übung trainiert neben der auditiven Wahrnehmung und den Fähigkeiten im Bereich der Laute auch soziale Fähigkeiten, da man sehr gut auf die Gruppe achten und sich einfügen muss). Lauschen Sie nun gemeinsam noch eine Weile der Stille nach. Sie werden erstaunt sein, wie viel sie „nachhören". Anschließend setzen Sie sich gemeinsam auf. Die Kinder haben nun Zeit zu erzählen, was sie so alles hören konnten.

SPRACHFÖRDERUNG IM BEREICH *des Stimmklanges*

Jedes Kind entwickelt seinen ganz eigenen Stimmklang. Während bei Kleinkindern die Stimme häufig noch „piepsiger" klingt, wird diese im Laufe des Lebens in der Regel sehr viel voller. Gerade in Wachstumsphasen verändert sich die Stimmfarbe mit. Dieses liegt an dem ebenfalls mitwachsenden Kehlkopf, wodurch sich die Stimmlippen/Stimmbänder und deren Position im Kehlkopf mit verändern. Ich möchte Ihnen an einem kurzen Beispiel vor Augen führen, zu welchen stimmlichen Leistungen Kleinstkinder im Normalfall in der Lage sind. Haben Sie als Erwachsene einmal versucht stundenlang zu schreien, laut zu weinen und zu kreischen? Mit großer Wahrscheinlichkeit wird Ihnen dieses nicht gelingen, da wir unsere Stimme in den meisten Fällen nicht optimal nutzen. Bereits nach recht kurzer Zeit werden die meisten Erwachsenen unter einer solchen Belastung heiser: Ganz anders Kinder. Die meisten Eltern wundern sich häufig darüber, wie lange ein Kind schreien, weinen und kreischen kann ohne aber seine Stimme zu verlieren. Das liegt an dem optimalen Fluss zwischen Luftnutzung und Anspannung der Muskulatur, die für solche Extremsituationen notwendig ist. Das Zwerchfell und die Zwischenrippenmuskulatur sind maßgeblich an einer gelungenen Atmung beteiligt. Werden diese genutzt, nehmen wir den

Stimmbändern die Belastung gänzlich ab, sodass diese zu Höchstleistungen fähig sind. Bei Erwachsenen machen Profisänger es uns vor. Und Kinder tragen diese gesunde Atmung im Normalfall direkt in sich, sodass sie ebenfalls große stimmliche Leistungen zeigen können.

Welche Auffälligkeiten gibt es im Bereich des Stimmklangs?

Natürlich gibt es auch im Bereich des Stimmklanges Schwierigkeiten, die bei Kindern auftreten können. Eine solche Störung nennt sich Dysphonie. Diese beschreibt eine „beeinträchtigte Stimmbildung, die auf organischen sowie funktionellen Störungen basiert. Die Maximalform ist eine Stimmlosigkeit (Aphonie)".

Eine organische Ursache kann zum Beispiel eine Beeinträchtigung des Kehlkopfes sein. Das kann in seltenen Fällen durch eine Fehlbildung, ein Karzinom oder aber einen Unfall der Fall sein – sehr viel häufiger sind jedoch Polypen auf den Stimmlippen die Ursache hierfür. Natürlich beeinträchtigen ebenfalls Nasenpolypen den Stimmklang. Durch solche klingt die Stimme meistens leicht gedrückt bis näselnd (Rhinophonie). Die gängigste organische Ursache für eine vorübergehende Stimmstörung ist ein Infekt. Die damit einhergehende Heiserkeit oder verstopfte Nase, welche ebenfalls das Näseln bedingt sind jedoch natürlich vorübergehend, weshalb sie an dieser Stelle vernachlässigt werden können.

Zu den funktionellen Ursachen gehören stimmschädigende Verhaltensweisen, die eine Störung verursachen können oder psychosomatische Einflüsse.

Eine mögliche Störung erkennen Sie daran, dass Ihr Kind zum Beispiel

1. Permanent extrem laut spricht (Bitte auch hier eine organische Ursache des Gehöres abklären)
2. Dauerhaft die Stimme mit starkem Druck „herauspresst“
3. Sich angewöhnt hat mit einer stark verstellten Stimme zu sprechen
4. Häufig viel zu leise spricht
5. Sehr luftlastig spricht, sodass die Stimme extrem dünn und hauchig klingt
6. Häufig heiser ist
7. Sich übermäßig oft räuspert
8. Bereits bei kurzen Sätzen oft zwischenatmet
9. Sich häufig über Halsschmerzen oder einen
10. Druck im Kehlkopf (Globusgefühl) beklagt

Eine mögliche Stimmstörung sollte selbstverständlich abgeklärt werden – gerade, um organische Ursachen auszuschließen, aber auch um Folgeschäden an der Stimme zu vermeiden. Bei einer dauerhaften Fehlbelastungen kann es im Extremfall zu löchrigen Stimmlippen kommen, was dann möglicherweise eine Operation nach sich ziehen würde. Auch gilt es zu überprüfen, ob die Ursachen psychischer Natur sind. Eine vorbelastete Psyche kann immer ein Auslöser für eine Stimmenveränderung sein – am einfachsten zu erkennen an Sprichworten wie: „Es schnürt mir die Kehle zu" oder „Ich habe einen Kloß im Hals". Darum gilt es eben auch bei Kindern zu schauen, ob möglicherweise ein geringes Selbstbewusstsein, beängstigende Situationen oder vorangegangene Traumata Auslöser für die Stimmveränderung sein könnten. Diese Punkte sollten Sie im Vorwege ärztlich abklären lassen. Ich gebe Ihnen jetzt mehrere Tipps, was Sie mit Ihrem Kind tun können, um zu einer guten Stimmhygiene zu kommen. Dieses unterteile ich nicht in Unterkapitel, da ich nicht wie in den anderen Kapiteln drei Spiele/Konzepte zusammenstellen kann. Stimmhygiene sollte ganz allgemein im Alltag mit einfließen. Leider gibt es dazu keine gezielten Spiele, da es ja eben nicht darum geht, die Stimme zu verstellen, sondern ganz gezielt die eigene Stimme zu „suchen" und angemessen zu nutzen. Deshalb gibt es ganz verschiedene Faktoren, auf die Sie als Elternteil bei Ihrem Kind achten sollten und die Sie einfließen lassen können, um zu einer gesunden Stimme zu kommen.

Machen Sie mit Ihrem Kind alles, was der Stimme guttut. Bedenken Sie, dass ein Kind mit Dysphonie die Stimme im Alltag fehlbelastet, weshalb wir unmittelbar entgegenwirken sollten. Alles, was bei einer Erkältung angewendet wird, ist Balsam für den Stimmklang. Das Inhalieren ist ein Beispiel. Um die Stimmbänder zu befeuchten reicht das Inhalieren mit ca. 50 Grad heißem Wasser (Achtung: Verbrennungsgefahr) und Kochsalz. Nehmen Sie hier bitte maximal(!) acht Gramm Kochsalz auf den Liter, denn sonst bewirkt es das Gegenteil und trocknet die Schleimhäute aus. Eine Inhalation von ca. zehn Minuten zwei bis dreimal pro Woche tut den Stimmbändern und Schleimhäuten Ihres Kindes gut und wirkt der starken Überbeanspruchung gut entgegen.

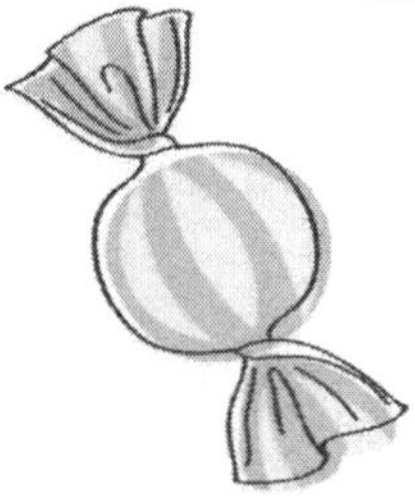

Achten Sie unbedingt darauf, dass Ihr Kind ausreichend trinkt. Versuchen Sie hierbei süße Säfte zu vermeiden, denn diese reizen den Rachenraum durch den Zucker vermehrt und können zur Schleimbildung führen. Greifen Sie lieber auf Wasser, ungesüßten Tee oder Fruchtschorlen mit wenig Saftanteil zurück. Auch Lutschtabletten befeuchten den Rachenraum und sorgen für eine gesunde Einatmung. Wenn Ihr Kind dazu motorisch in der Lage ist, darf es darum ab und an gerne mal einen Bonbon lutschen.

Kinder, die Ihre Stimme stark überbeanspruchen, haben häufig einen trockenen Hals. Dem versuchen sie meist mit Räuspern entgegenzuwirken. Leider trocknet dieses den Hals nur umso mehr aus und reizt die Stimmlippen stark, weil diese beim Räuspern förmlich aneinanderreiben. Versuchen Sie also bitte, Ihrem Kind diese Angewohnheit abzutrainieren. Bei unangenehmem Kratzen oder störendem Schleim im Hals sollten wir alle lieber einmal mehr bewusst husten und damit das Räuspern unterdrücken. Auch Flüstern ist ein absolutes „No-Go" für die Stimme, denn auch hier fördern wir das Aneinanderreiben der Stimmlippen. Es gilt also (Ja, auch für uns Erwachsene): Wenn wir heiser sind, egal, ob eine Erkältung oder eine Überbeanspruchung der Stimme z.B. durch eine Dysphonie vorliegt, dann ist es wichtig, ruhig zu sein und eben nicht zu flüstern, wie es viele als Alternative tun. Die Stimme schonen ist das einzige Mittel, was der Stimme beim Erholen hilft!

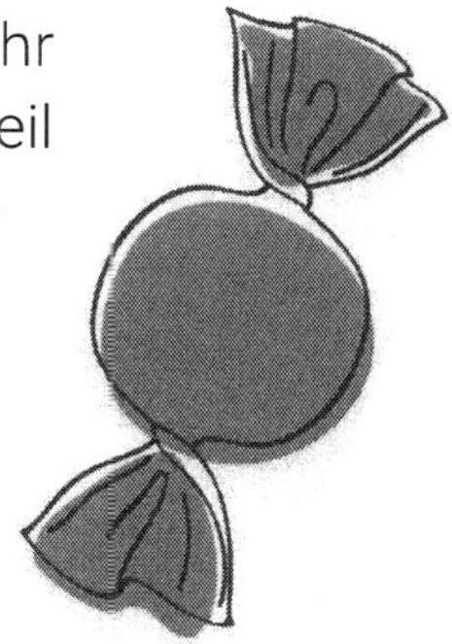

Weiterhin ist das Gurgeln sehr gut geeignet, um den Rachenraum zu befeuchten. Das falsche Sprechen trocknet diesen in vielen Fällen ebenfalls stark aus, was auch der Grund für das häufige Räuspern und die Halsschmerzen von Kindern mit Dysphonie ist. Hierfür eignet sich Kamillentee sehr gut. Er hat den Vorteil, dass er zusätzlich antiseptisch wirkt und mögliche Erreger im Rachenraum abtötet, welche es durch die Beanspruchung natürlich leichter hätten, einzudringen. Ein weiterer Vorteil des Gurgelns ist die Schwingung, in die der gesamte Kehlkopf

mit den Stimmlippen gerät. Diese Vibration schafft eine anhaltende Entspannung, was der Stimme sehr guttut. Lassen Sie Ihr Kind für das Gurgeln den Kopf leicht in den Nacken legen. Es sollte sich nicht zu viel Tee im Mund befinden, da Ihr Kind sich sonst leicht verschlucken könnte. Ein mittelgroßer Schluck reicht völlig aus. Nun darf Ihr Kind nach Herzenslust gurgeln. Machen Sie doch auch ein gemeinsames Spiel daraus. Gurgeln Sie abwechselnd die Melodie eines Liedes nach, welche der Spielpartner dann erraten muss. So macht das Ganze gleich doppelt Spaß. Hervorragend geeignet ist das Gurgeln am Ende des Tages, wenn die Stimme beansprucht wurde und eine „Wohlfühleinheit“ verdient hat. Machen Sie dieses doch als tägliches Ritual nach dem Zähneputzen. So fügt es sich gut in den Tagesablauf ein.
Neben dem Inhalieren und dem Gurgeln eignen sich auch gezielte Übungen, um die Halsmuskulatur, den Kehlkopf und die Stimmlippen zu entspannen. Das sind in der Regel Stimmbildungsübungen, die im Gesangsunterricht oder der Musiktherapie eingesetzt werden. Sie sind aber selbstverständlich auch im Falle einer Dysphonie sehr gut geeignet. Das Beklopfen des gesamten Körpers ist eine gute Aufwärmübung. Nehmen Sie doch hierfür gerne eine Variante des bekannten „Pizzabackens“. Ihr Kind liegt hierbei auf dem Boden und wird nach und nach zur Pizza, indem Sie sinnbildlich einzelne Zutaten auf den Körper geben, diesen kneten und Formen, schließlich belegen und im Ofen durch Reiben erhitzen, anschließend die Pizza schneiden und essen. Fügen Sie gerne viele

klopfende Elemente hinzu, da dieses den Körper in Schwingung bringt, was sich ausgesprochen positiv lockernd auf die Stimme auswirkt. Weiterhin sollten Sie statt ausschließlich des Rückens den gesamten Körper nutzen, um die Pizza zu backen. Sie können auch das Pizzabacken einmal sanft auf der Vorderseite Ihres Kindes durchführen.
Nach dem Aufwärmen des Klopfens schütteln Sie sich gemeinsam einmal so richtig aus. Auch das bringt Lockerung. Achten Sie hierbei darauf, dass alle Körperteile in Schwung kommen. Beginnen Sie gerne bei den Füßen und wandeln Sie mit Ihrem Kind weiter nach oben bis der Kopf geschüttelt wird. Auch hier eignet sich ein Kinderlied zur Untermalung. „Das Flummilied" beschreibt wackelnde Bewegungen des gesamten Körpers und kann deshalb hervorragend als Ergänzung genutzt werden. Sie finden es auf folgender Internetseite:
https://youtu.be/pKf2A4E8mZA
Nun bringen Sie Ihre Stimme in Schwung. Hierfür können Sie verschiedene Stimmübungen ausprobieren. Lassen Sie die Stimme einmal gemeinsam auf einem sanften „Brrrrrrrrr" klingen. Probieren Sie dabei auch gerne unterschiedliche Tonlagen aus. Hierfür eignet es sich, ganz tief zu starten und während des Tönens die Stimme nach oben steigen zu lassen. Stellen Sie sich mit Ihrem Kind vor, wie die Stimme vom Boden aus in die Luft fliegt. Das Ganze funktioniert selbstverständlich auch andersherum. Lassen Sie die Stimme von ganz oben nach unten

auf dem Boden plumpsen. Wann klingt Ihr Kind entspannt? Wann wird die Stimme gepresster und angespannter? So bekommen Sie einen kleinen Eindruck, ob Ihr Kind überhaupt in der Lage ist, seinen stimmlichen Umfang auszuschöpfen oder bereits in einer kleinen Spanne die Stimme versagt.
Außerdem können Sie die sogenannte „Korkenübung" gemeinsam durchführen. Hierfür sagen Sie einen einfachen Satz, z.B.: „Ich esse am liebsten Erdbeereis". Anschließend klemmen Sie sich einen Korken zwischen die Zähne. Achtung: Falls Ihr Kind noch recht jung ist, wäre ein Korken selbstverständlich viel zu groß. Hier eignet es sich besser, wenn Ihr Kind den eigenen Daumen vorsichtig zwischen den Zähnen hält. Nun wird der Satz wiederholt – gerne auch zwei oder drei Mal. Anschließend sagen Sie den Satz noch einmal ohne Korken/Daumen. Durch die Öffnung, die der Widerstand bewirkt, öffnet sich ganz automatisch auch der gesamte Rachenraum, was eine sofortige Verbesserung der Stimme bewirkt. Den gleichen Effekt hat auch das Gähnen. Ihnen ist sicher schon einmal aufgefallen, dass das Gähnen eine direkte Entspannung bewirkt und Ihnen damit sehr guttut. Neben der Korkenübung können Sie dieses selbstverständlich auch bei Ihrem Kind „provozieren", ganz einfach, indem Sie sich vor es setzen, sich gemeinsam genüsslich strecken und das Gähnen imitieren. In der Regel ist dieses so ansteckend, dass Ihr Kind automatisch mit einsteigen wird.

Auch das Kauen und Genießen ist eine prima Übung für die Entspannung der Halsmuskulatur. Diese Übung können Sie natürlich auch hervorragend ins Improvisationstheater einbauen. Stellen Sie sich vor, dass Sie gerade Ihre Lieblingsspeise kauen. Versuchen Sie, diese wirklich zu schmecken. Helfen Sie Ihrem Kind, indem Sie es fragen, was es gerne im Spiel essen möchte. Während es (am besten mit geschlossenen Augen) zu kauen beginnt, beschreiben Sie die einzelnen Nuancen der Mahlzeit. Bei Milchreis könnte das zum Beispiel die leichte Süße sein, die der Reis mit sich bringt. „Schmeckst du die zarten Körner, die zwischen deinen Zähnen zerdrückt werden?", „Ich spüre gerade, dass die Milch zwischen den Körnern durch den Zucker schön klebrig geworden ist", „Huch, ich glaube, dir hängt ein Reiskorn hinten im Zahn. Bekommst du es mit deiner Zunge heraus?" Bringen Sie mit solchen Anweisungen die Kiefer Ihres Kindes schön in Schwung. Am Schluss der Übung darf Ihr Kind dann den guten Geschmack zum Ausdruck bringen. Führen Sie gemeinsam mit ihm mehrmals das Summen auf „hmmmmmmmm" durch, um die Entspannung des Kiefers auch wieder in den Kehlkopfbereich weiterzutragen.
Ich habe bereits an mehreren Stellen erwähnt, wie förderlich das gemeinsame Singen mit Kindern ist. Auch hier möchte ich es noch einmal heranziehen. In vielen Fällen ist es kleinen Kindern erst einmal egal, ob ihre Stimme besonders „schön" oder „lieblich" ist. Beim Singen kommen sie eher aus sich heraus und haben Freude anstatt auf den eigenen Stimmklang zu achten. Und dieses kann

man sich bei Stimmstörungen selbstverständlich zunutze machen. Wenn Sie bemerken, dass Ihr Kind besonders frei und offen singt, dass es Spaß hat und sich die Stimme direkt einmal unverkrampft entfaltet, dann singen Sie mit ihm „was das Zeug hält". Sie können auch das Singen mit dem Chanten und Mantras verbinden. Beide Gesangformen zählen ebenfalls zur Entspannung. In vielen Fällen haben Chants und Mantras spirituelle Hintergründe, aber eben nicht immer. Es gibt spezielle Lieder, die sich auch gut für Kinder eignen. Ein Chant oder Mantra ist immer ein kurzes Lied mit einfachem Text, welches sich wiederholt und deshalb zum einfachen Mitsingen und sich entspannen geeignet ist. Hier zu nennen ist zum Beispiel das Lied „Jede Zelle meines Körpers ist glücklich". Schauen Sie hier gerne einmal bei Youtube. Im ersten Moment scheint dieses Lied der glücklichen Körperzellen ein wenig ungewohnt. Dennoch ist es eine tolle Möglichkeit, gleichzeitig die Stimme zu lockern, dieses mit Bewegungen zu verbinden und sich selber immer wieder zu sagen, dass jeder einzelne Körperteil glücklich ist und sich wohlfühlt.
Weiterhin zu nennen sind:

- „This little light of mine" (auch als deutsche Version zu finden unter: dies kleine Licht von King's Kids; https://youtu.be/CqMlnaB-TmnA)

- „Epo I Tai Tai E“ (ein Neuseeländisches Lied, welches Kinder zum Spielen anregt; https://youtu.be/zXlH3qfDrco)
- „Sei ein Baum“ (von Ulrike Bastian; https://youtu.be/iqSbs_rjQjU)

Sie haben nun einige Übungen zur Stimmentspannung und zum Stimmtraining bekommen, welche bei Stimmstörungen äußerst wohltuend sind. Suchen Sie auch sehr gerne im Internet nach solchen Übungen, um eine Abwechslung hereinzubringen. Es eignen sich an dieser Stelle sowohl Übungen zur Stimm- und Kehlkopfentspannung, aber eben auch zur Körperentspannung im Allgemeinen, da ein stark angestrengter Körper sich grundsätzlich negativ auf unsere Stimmbildung auswirkt.

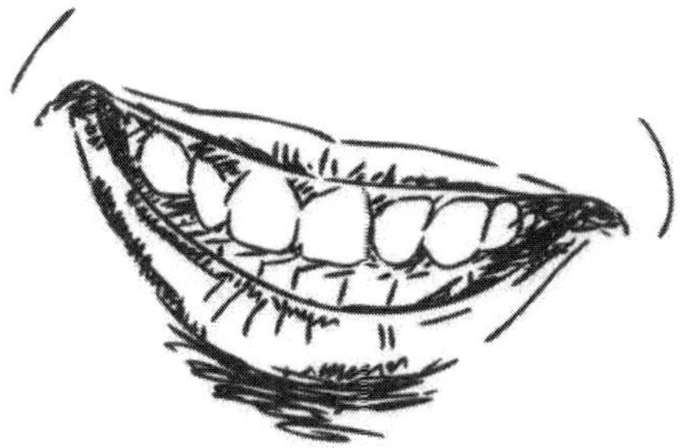

SPRACHFÖRDERUNG IM BEREICH *der Sprechfreude*

Es gibt Kinder, die bereits von sich aus „Plappern wie ein Wasserfall", andere wiederum scheinen „die Zähne nicht auseinanderzukriegen". Selbstverständlich sind hier beide Extreme verallgemeinernd zusammengefasst. Das soll an dieser Stelle lediglich die Spannweite der unterschiedlichen Sprachcharaktere zusammenfassen. Im Bereich der Sprechfreude ist es äußerst schwer zu sehen, inwieweit das Verhalten meines Kindes noch „normal" oder als schwierig zu deuten ist.

Welche Auffälligkeiten gibt es im Bereich der Sprachfreude?

Ich möchte an dieser Stelle noch einmal die beiden genannten Extreme heranführen. Ein Kind, bei welchem die Sprechfreude unangemessen stark ist, verpasst den Anschluss an das Geschehen häufig dadurch, dass es zwischen seinen eigenen zahlreichen Worten kaum noch zum Zuhören kommt. Es spricht oft am Thema vorbei, spricht dazwischen und hört dabei gar nicht mehr darauf, was sein Gegenüber sagt. Dieses kann dann mehr als Monolog denn als Gespräch gedeutet werden. Natürlich ist es wundervoll, wenn unsere Kinder vor Euphorie

scheinbar übersprudeln und sich unbedingt mitteilen möchten. Aber dennoch ist es natürlich wichtig, dass sie in der Lage sind, sich an Gesprächsregeln zu halten und sich zurücknehmen zu können. Ich möchte an dieser Stelle gar keine Kritik üben. Eine solche Fähigkeit hat nicht zwingend etwas mit der Erziehung zu tun. Einige Kinder haben einfach ein ausgesprochen starkes Mitteilungsbedürfnis, welches sich kaum bändigen lässt.
Auf der anderen Seite steht eine extreme Sprechhemmung. Sprechgehemmte Kinder wirken meist äußerst schüchtern, zurückgezogen und zum Teil „zartbesaitet", was ich an dieser Stelle absolut nicht abwertend meine. Im Extremfall bilden sprechgehemmte Kinder einen (selektiven) Mutismus aus, was bedeutet, dass Sie in bestimmten Situationen nicht mehr sprechen. Das kann zum Beispiel immer bei Tante Emma sein oder immer, wenn Erzieher oder Lehrkräfte anwesend sind, das kann immer sein, wenn die Eltern als unmittelbare Bezugspersonen nicht anwesend sind oder wenn sich andere Kinder im Raum befinden. Ein Mutismus kann sich bis zum vollständigen „Sprachstopp" ausweiten. Ich möchte an dieser Stelle erwähnen, dass Mutismus in den meisten Fällen eine psychische Ursache hat. Eine psychologische Überprüfung ist in diesem Falle zwingend notwendig. Ich mache darauf aufmerksam, dass es nicht(!) „normal" ist, wenn ein Kind in bestimmten Situationen das Sprechen regelmäßig vollständig verweigert. Bitte versuchen Sie nicht, diesem mit Druck entgegenzuwirken, denn das ist

ganz sicher kontraproduktiv. Lassen Sie sich hier von einem Fachmann beraten. Die folgenden Übungen, Spiele und Tipps beziehen sich auf eine Sprachhemmung oder ein zu intensives Redebedürfnis. Sollten Sie sich mit Ihrem Kind in psychologischer oder therapeutischer Behandlung befinden, fragen Sie bitte unbedingt nach, ob die Übungen auch für Ihr Kind mit den möglicherweise psychischen Ursachen geeignet sind.

Gesprächsregeln einhalten lernen

Um Gesprächsregeln einhalten zu können, sind erst einmal soziale Fähigkeiten notwendig. Aus diesem Grund sollten Sie mit Ihrem Kind im Alltag möglichst viele Gesellschaftsspiele spielen. Diese funktionieren ausschließlich mit Regeln und wenn jeder Spielteilnehmer in der Lage ist, sich zurückzunehmen, zu warten, bis sein Gegenüber den Spielzug beendet hat und zu verkraften, wenn er einmal nicht gewinnt. Hierbei gilt für Sie auch insbesondere: Es ist schwer zu ertragen, wenn Kinder möglicherweise weinen, weil Sie eine Spielrunde verloren haben. Es ist jedoch absolut kontraproduktiv, sie aus diesem Grund grundsätzlich gewinnen zu lassen – denn so werden sie es definitiv nie lernen können. Lenken Sie das Spielgeschehen aus diesem Grund bitte nur bedingt. Natürlich sollte Ihr Kind Erfolgserlebnisse haben, die Sie mit steuern dürfen, aber dennoch muss es ebenfalls lernen, mit Frustration umzugehen. Ein gemeinsames Spiel bündelt die Aufmerksamkeit auf das Spielgeschehen, was für ein Kind, welches unverhältnismäßig viel und unpassend thematisierend spricht, sehr hilfreich sein kann. Wählen Sie gängige Spiele wie zum Beispiel „Mensch ärgere dich nicht“ oder „Lotti Karotti“, um einfache Regeln zu erlernen. Ältere Kinder können sehr gut das Spiel „Set“ spielen. Hier werden unterschiedliche Muster gezeigt, welche unterschiedlich stark gefüllt sind und zusätzlich unterschiedliche Farben haben. Es werden zeitgleich immer 12 Karten aufgedeckt. Nun müssen alle Mitspieler nach „Sets“ suchen. Hierbei müssen die drei Kriterien (Muster, Füllung, Farbe) immer entweder genau gleich oder komplett verschieden sein. Beispielhaft bedeutet das: Ein Set besteht aus drei Wellenlinien (Kriterium Muster: alle drei gleich) in den Farben blau, rot, schwarz (Kriterium Farbe: alle drei unterschiedlich) und alle drei sind leer (Kriterium Füllung: alle drei gleich). Dieses Spiel hat den Vorteil, dass es empfehlenswert ist, möglichst ruhig zu sein, da eine starke Konzentration zum Sieg nötig ist. Weiterhin muss das Kind seine Aufmerksamkeit extrem bündeln, um zu einem zufriedenstellenden Ergebnis zu kommen. Und letztendlich haben Sie als Erwachsener eine gute Möglichkeit, Sieg und Niederlage zu kontrollieren. Anders als bei Zufallsspielen, wie „Mensch ärgere dich nicht“, bleibt es ja Ihnen völlig allein überlassen, ob Sie verraten, dass Sie ein Set gefunden haben oder eben noch warten, bis Ihr Kind möglicherweise eines entdeckt. Hier können Sie ganz gezielt eingreifen: Wenn Sie merken, dass Ihr Kind stark abgelenkt ist und immer wieder anfängt dazwischenzureden, dann können Sie es einmal öfter verlieren lassen als wenn es wirklich konzentriert mitspielt. So wird es sehr schnell von ganz alleine merken, dass es gut ist, wenn es konzentriert bleibt und sich in der entsprechenden Situation sprachlich zurücknimmt.

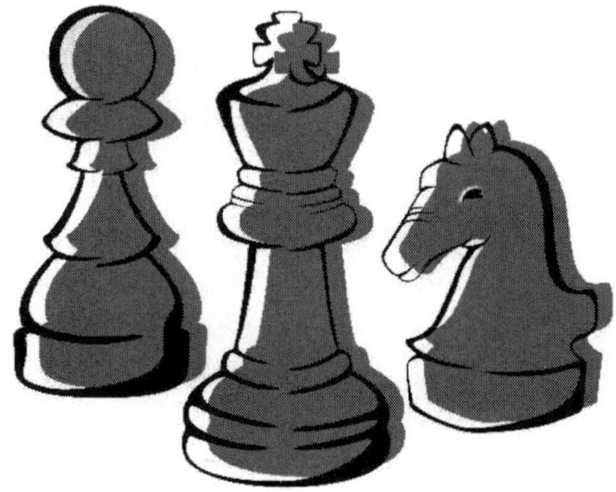

Für jüngere Kinder möchte ich ein Gedankenspiel empfehlen. Abwechselnd beschreibt jeder Spielpartner einen Gegenstand, an den er gerade denkt. Er beginnt mit dem Satz „Ich denke gerade an...". Dabei darf er Farben beschreiben, die Konsistenz, das Themengebiet, in den der Gegenstand fällt, Gerüche etc. Alles ist erlaubt. Ich gebe Ihnen einmal zum Test eine erste Beschreibung: „Ich denke an ein Tier, welches miau macht!" Zu einfach? Zugegeben: Die Katze war Krippenniveau. Aber wie sieht es hiermit aus? „Ich denke gerade an ein Werk, das perfekt zusammen harmoniert und mir dabei hilft, pünktlich bei dir anzukommen" Ja, das Uhrwerk war dann schon Kindergartenniveau. Mit Schulkindern kann man es so probieren: „Ich denke gerade an etwas Großes, das uns hilft ordentlich auszusehen. Es entfernt die Schokoladenreste deines Frühstücksbrotes. Aber mit Lebensmittelfarben wird es schon schwieriger." Als Erwachsene kommt uns da natürlich direkt die Waschmaschine in den Sinn. Aber bedenken Sie, dass ein Kind – gerade, wenn es Schwierigkeiten hat, abzuwarten und sich zurückzunehmen – auch noch mögliche Alternativen hätte. Etwas, was uns hilft ordentlich auszusehen, kann genauso gut eine Bürste sein, ein Zopfgummi oder ein hübsches Kleid. Die Reste des Frühstücksbrotes können auch mit einem Lappen entfernt werden. Nur das aufmerksame Kind merkt, dass dieser uns aber wiederrum nicht dabei hilft, ordentlich auszusehen. Ein Waschlappen wäre da schon sinnvoller. Er hilft sowohl bei Schokoladenresten als auch dabei, ordentlich auszusehen. Aber würde er auch Lebensmittelfarbe entfernen? Mit Schrubben wäre das vielleicht möglich, vielleicht gäbe es Schwierigkeiten. Ganz sicher ausschließen kann Ihr Kind den Waschlappen also nur über die Beschreibung „etwas Großes", welche im ersten Teil fällt. Und damit bleibt im Endeffekt einzig die Waschmaschine übrig. So sollten Sie abwechselnd Dinge beschreiben und erraten. Wenn Ihr Kind gerade rät, lernt es sich im Abwarten und Zuhören. Es muss über das Gesagte gut nachdenken und hat einzig auf diesem Weg die Chance, auf die Lösung zu kommen. Aber auch beim Beschreiben übt es, Dinge exakt themenspezifisch zu formulieren, damit Sie eine Lösung finden können. Genau diese beiden Fähigkeiten sind notwendig, um ein gelingendes Gespräch führen zu können. Tipp: Es ist durchaus möglich, dass Ihr Kind aus Ihrer Beschreibung etwas anderes heraushört als Sie meinten. Bevor Sie sagen, dass dieses falsch sei, überprüfen Sie noch einmal, ob die Lösung des Kindes ebenfalls stimmen könnte. Denn oft sind wir uns gar nicht darüber bewusst, dass es mehrere Lösungen für eine Beschreibung geben könnte. Sollte die Lösung stimmen, dann können Sie sagen: „Du hast tatsächlich Recht. Das hätte auch auf meine Beschreibung gepasst. Ich muss also noch etwas ergänzen.“. Damit zeigen Sie ihm, dass es eben nicht falsch lag. Sollte das Gesagte nicht passen, dann sagen Sie bitte nicht einfach: „Falsch! Ich meinte…“. Geben Sie ihm gerne noch eine Chance, indem Sie zum einen darauf hinweisen, in welchem Punkt die vermutete Lösung nicht übereinstimmt. Hätte Ihr Kind im Bespiel also „Waschlappen“ gesagt, hätten Sie antworten können: „Die Idee war gar nicht schlecht. Allerdings habe ich erwähnt, dass das, an was ich denke, groß ist. Passt das zum Waschlappen?“ Und wenn es zu große Schwierigkeiten hat, auf die Lösung zu kommen, geben Sie ihm gerne noch zielführendere Hinweise, zum Beispiel: „Es sorgt dafür, dass du ordentlich aussiehst, indem es sich um deine Kleidung kümmert.“. So wird Ihr Kind irgendwann selber zum Ziel finden und ein Erfolgserlebnis für sich verbuchen können. Dieses Spiel lässt sich auch hervorragend mit einer Kindergruppe spielen. Lassen Sie die Kinder dafür keine Gegenstände beschreiben, sondern andere Kinder, die zurzeit anwesend sind. So werden zusätzlich noch soziale Kontakte gefördert. Achten Sie hierbei aber darauf, dass keine abwertenden Beschreibungen stattfinden (wie zum Beispiel: „Ich denke an eine Brillenschlange“).

Die folgenden zwei Methoden wecken die Sprechfreue Ihres Kindes. Wie erwähnt wird dieses aber nicht in Bezug auf einen Mutismus funktionieren, sondern ist eher auf schüchterne Kinder anwendbar, die gehemmt sind zu sprechen, weil sie sich zum Beispiel vor Fehlern fürchten oder vor anderen schämen. Führen Sie diese Spiele gerne erst einmal zu zweit durch, damit die Sprachbarriere sinken kann.
Bei beiden Methoden nehmen Sie sich Bilder zu Hilfe. Im ersten Fall sollte es sich um ein Bild von Ihrem Kind handeln.

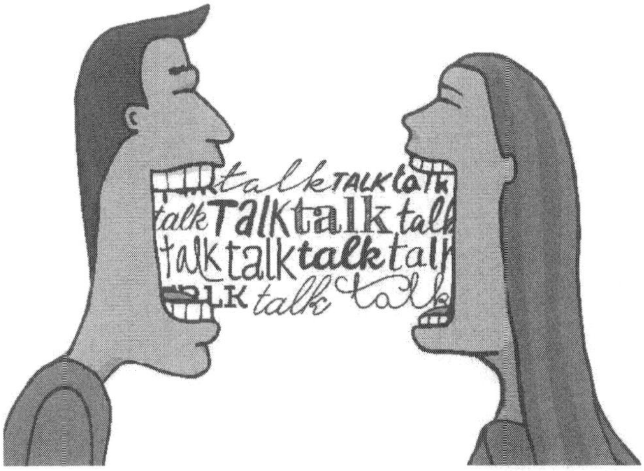

Das kann ein recht aktuelles sein, aber ebenso ein schon länger Vergangenes. Schauen Sie sich dieses Bild gemeinsam an. Stellen Sie fest, was Ihr Kind auf dem Foto getan hat. Vielleicht zieht es sich gerade einen Schneeanzug an. Fragen Sie Ihr Kind, ob es sich daran erinnert, was es in dem Moment vorhatte. Hat es einen Schneemann gebaut oder ist es Schlitten gefahren? Hat es vielleicht einen Schneeengel gemacht oder die Flocken mit der Zunge gefangen? Aber vielleicht hatte es ja auch gar nicht geschneit und Ihrem Kind war es nur ohne Schneeanzug zu kalt. Wenn Ihr Kind nicht selbstständig in einen Erzählrhythmus kommt, dann stellen Sie ihm gerne gezielte offene Fragen. „Was hattest du in dem Moment vor als du den Schneeanzug angezogen hast?“, „Was hat dir am meisten Spaß gemacht?“, „Warst du alleine oder war jemand mit dir unterwegs?“. So können Sie das Gespräch nach und nach in Gange bringen. Seien Sie mit sprachgehemmten Kindern bitte behutsam. Es geht nicht darum, ein Gespräch zu erzwingen, sondern um eine angenehme Stimmung zwischen Ihnen beiden. Vielleicht eignen Sie sich diese gemeinsame Fotozeit direkt vor dem Ins-Bett-gehen an, sozusagen als Einschlafritual. Erzählen Sie auch gerne, woran Sie sich erinnern, wenn Sie das Foto sehen. Gerade, wenn Ihr Kind da noch ein Baby ist, ist es sicher gespannt, auch Ihre Erzählungen zu hören. Stellen Sie gerne auch die Unterschiede fest zu dem, wie ihr Kind heute aussieht: „Schau mal, der Schneeanzug, den du da getragen hast, passt dir jetzt gar nicht mehr. Du bist schon wieder ganz schön doll gewachsen.“ Oder: „Schau mal. Was fällt dir denn an deinen Haaren auf dem Foto auf?“. So leiten Sie ein schönes, gemeinsames Gespräch an.

Weiterhin können Sie auch ein Bild hinzuziehen, das aus Prospekten ausgeschnitten wurde, ausgedruckt, ein Gemälde o.Ä. Am besten ist es, wenn mindestens eine Person auf dem Bild zu sehen ist. Diese Methode hat einen geringeren persönlichen Bezug zu Ihrem Kind. Es ist möglich, dass es sich mit eigenen Fotos deutlich wohler fühlt. Testen Sie gerne beides aus. Hierbei ergibt sich die zusätzliche Möglichkeit, sich eine Geschichte zum Bild auszudenken und hierüber ins Gespräch zu kommen. Stellen Sie am Anfang dafür erst einmal Fragen, die Ihr Kind durch einfaches Hinsehen beobachten kann. Fragen Sie nach der Haarfarbe der Person auf dem Bild, nach dem Gegenstand in Ihrer Hand, nach der Kleidung etc. Lassen Sie dieses aber auch gerne wie ein Gespräch wirken. Werfen Sie also auch eigene Anmerkungen ein, so hat diese Methode nicht den Charakter eines „Verhöres" oder einer Prüfung. Anschließend können Sie Fragen stellen, was die Person wohl in dem Moment vorgehabt hat. Sollte ein Schulterzucken oder ein „Weiß ich nicht" die Antwort sein, dann drängen Sie Ihr Kind bitte nicht zum Sprechen. Seien Sie ein positives Vorbild und erfinden Sie selber ein Szenario. Das kann eine Frau sein, die gerade den Regenschirm aufgespannt hat, weil sie so dringend Windeln für Ihr Kind brauchte, die sie leider vergessen hatte. Weil aber ihr Auto nicht ansprang, musste sie den ganzen Weg im Regen zu Fuß laufen. Oder aber, die Frau wollte unbedingt eine Weltreise machen, hat sich ihren Regenschirm geschnappt, ihn aufgespannt und ist mit ihm zusammen einmal um die Welt geflogen.

Auch hier gibt es für Sie keinerlei Grenzen. Mit großer Wahrscheinlichkeit werden Sie nach und nach feststellen, wie auch Ihr Kind mehr auftaut, vielleicht schon erste kleine Ergänzungen einwirft und die Geschichte mit aufzubauen beginnt. Anders als beim Kind, welches eine zu große Sprechfreue zeigt, sind hier Unterbrechungen und das Dazwischenreden selbstverständlich erwünscht. Tadeln Sie Ihr Kind an dieser Stelle bitte nicht, wenn es sich nicht an die Gesprächsregeln gehalten hat – im Gegenteil. Loben Sie es für seine guten Ideen und bauen Sie diese unbedingt in Ihre Geschichte mit ein. Nur so wird Ihr Kind lernen, offener und selbstbewusster zu sprechen.
Ich möchte an dieser Stelle einen kleinen Exkurs einbringen. Hier fügt es sich hervorragend ein, weil ein schüchternes, zurückhaltendes Kind sehr viel positiven Zuspruch und Ermunterung braucht. Aber selbstverständlich gilt das Folgende für einfach jedes einzelne Kind! Ein Kind hört sehr gerne, wenn es etwas gut gemacht hat. Es braucht Zuspruch von uns Erwachsenen, weil es noch nicht vollständig in der Lage ist, Erfolge zu erkennen und stolz auf diese zu sein. Große und kleine Entwicklungsschritte wollen gewürdigt werden. Wir sollten positive Glaubenssätze in unsere Kinder „einpflanzen". Dazu gehört das einfache: „Das hast du heute zum ersten Mal geschafft! Ich bin richtig stolz auf dich", genauso wie das: „Du bist wichtig, wertvoll und genau richtig wie du bist! Ich habe dich unendlich lieb und bin so glücklich, dass du

mein Kind bist!". Solche Sätze graben sich tief in die Seelen unserer Kinder ein und tun ihnen unendlich gut. Versuchen Sie bei Lob und Ermutigung, immer wirklich konkret und direkt zu sein. Das einfache „Gut gemacht!" ist kein wirklich erstrebenswertes Lob. Stellen Sie heraus, was genau sie stolz macht, in dem Fall gehemmter Kinder natürlich eine plötzlich aufblühende Sprechfreude (z.B.: „Jetzt hast du die Geschichte ganz allein zu Ende erzählt. Und die war auch noch richtig spannend/interessant... Am besten gefallen hat mir, dass die Frau mit dem Regenschirm ... Ich bin super stolz auf dich!". Auf diese Weise ermutigen Sie Ihr Kind zu einem positiveren Gefühl dem Sprechen gegenüber. Ein solches Lob lässt sich natürlich ebenso auf das Pendant eines schüchternen Kindes anwenden: „Du hast jetzt aber wirklich lange abgewartet. Da brauchtest du bestimmt Geduld. Ich freue mich, dass du das geschafft hast und jetzt hast du dir das Reden so richtig verdient.".

SPRACHFÖRDERUNG IM BEREICH *der grammatikalischen Fähigkeiten*

Die Grammatik zu erlernen ist hochkomplex. Anhand der tabellarisch aufgeführten Sprachentwicklung ist erkennbar, dass dieses ein fortlaufender Prozess ist, der bis ins Schulkindalter hineinreichen kann. Gerade die Beugung der Verben oder auch die Artikel machen Kindern im Kindergartenalter häufig noch Schwierigkeiten. Nicht selten unterlaufen Ihnen an diesen Stellen noch Fehler (z.B.: „Ich bin zu das Haus gegangen“ oder „Ich bin ganz schnell gelauft“). Solche „Patzer“ können passieren und sind nicht weiter dramatisch. Versuchen Sie sich gerne noch einmal hineinzuversetzen in den Spracherwerb. Sicher haben Sie eine Fremdsprache gelernt in einem Alter, an welches Sie sich bewusst erinnern können, z.B. Englisch in der Schule. Wie oft hat Ihre Lehrkraft an den Merksatz „he,

she, it, das ‚s' muss mit" erinnert, wie oft ist Ihnen der Unterschied zwischen wahrscheinlichen, unwahrscheinlichen und unmöglichen „If-Sätzen" entfallen? Ich habe zwar bereits betont, dass der kindliche Spracherwerb im Vergleich zu Zweitsprachen im höheren Alter rasend schnell vorangeht, aber bei der Komplexität, die die Sprache mit sich bringt, dürfen Fehler unbedingt erlaubt sein (Hinweis: Die Deutsche Sprache zählt grammatikalisch gesehen ohnehin zu einer der schwierigeren). Auch hier eignet es sich, das Kind nur indirekt zu verbessern, indem Sie nicht sagen: „Das heißt ‚gelaufen' und nicht ‚gelauft'", sondern: „Du hast Recht! Du bist wirklich sehr schnell gelaufen!" So hört das Kind, wie es grammatikalisch richtig heißt, ohne auf den Fehler aufmerksam gemacht worden zu sein.

Welche Auffälligkeiten gibt es im Bereich der grammatikalischen Fähigkeiten?

Schwierigkeiten im Erlernen der Grammatik werden in der Regel nicht erst im Schulalter deutlich. Der sogenannte Dysgrammatismus beschreibt die Problematik, altersentsprechende grammatikalische Strukturen aufzugreifen und anzuwenden. Hier liegt der Unterschied zu dem oben genannten Beispiel, in welchem Kindern manchmal noch Fehler unterlaufen in der Permanenz. Wenn Kinder Verben grundsätzlich ungebeugt oder falsch gebeut verwenden, wenn Sie die Adjektive sehr häufig falsch verwenden oder wenn sie noch kaum grammatikalische Strukturen zeigen, dann kann das auf einen Dysgrammatismus hindeuten (natürlich auch hier wieder abhängig vom Alter. Werfen Sie gerne noch einmal einen Blick auf die Liste, um einen Überblick zu behalten, wie die grammatikalischen Fähigkeiten in welchem Alter ungefähr ausgebaut sein sollten). Ganz besonders deutlich wird diese Problematik, wenn Kinder im Telegrammstil sprechen, also sämtliche Strukturen außen vorlassen, z.B.: „Ich essen“. Eine solche Sprachweise sollte im Kindergarten nicht mehr vorliegen. Sollten Sie die Vermutung haben, dass Ihr Kind eine Schwäche im Bereich der grammatikalischen Entwicklung haben könnte, dann versuchen Sie bitte auch hier, vor dem Schuleintritt zu handeln, denn zu diesem Zeitpunkt sollte diese Fähigkeit größtenteils vorhanden sein. Zum einen, um von Anfang an gut im Unterricht mitzukommen, aber auch, um Ansatzpunkte für Hänseleien und Mobbing aus dem Weg zu gehen. Sprechen Sie auch gerne mit dem Erzieher des Kindes über Ihren Eindruck und Ihre Unsicherheiten.

Wortschatzerweiterung

Um grammatikalische Fähigkeiten überhaupt erst erlernen zu können, ist ein angemessener Wortschatz die Grundvoraussetzung. Wie bereits beschrieben eignen sich die Klassiker „Ich sehe was, was du nicht siehst“ und „Memory“, um den Wortschatz zu erweitern. Auch Konstruktionsspiele (zum Beispiel beim Legobauen oder

dem Spiel mit Bauklötzen) habe ich bereits als „Wortschatzerweiterer“ vorgestellt. Ich betone hier noch einmal, dass dieses natürlich nur dann funktioniert, wenn es aktiv sprachlich begleitet wird, wenn also beim Bauen des Bauernhofes auch die einzelnen Tiere und Gegenstände und beim Memoryspielen die Karten bewusst benannt werden. Nun möchte ich Ihnen noch zwei weitere Möglichkeiten aufzeigen, wie der Wortschatz Ihres Kindes spielerisch erweitert werden kann.
Das thematische Gespräch ist eine sehr hilfreiche Methode, um zu einer Wortschatzerweiterung zu gelangen. Dieses kann zum einen als tatsächliches Gespräch aufgezogen werden, zum Beispiel vor dem Schlafengehen oder in einer gemeinsamen Kuschelzeit. Natürlich kann es jedoch ebenfalls spielerisch als Wettbewerb angegangen werden. Die meisten Kinder lieben den Wettbewerb in jeglicher Form, weshalb ich ihn in diesem Ratgeber bereits häufig als spielerische Alternative herangezogen habe. Das thematische Gespräch soll den Wortschatz eines ganz bestimmten Themas in den Vordergrund rücken. Ich nehme einmal an, dass Sie vor kurzem auf dem Spielplatz gewesen sind. Diesen können Sie nun als Thema vorschlagen, da Ihr Kind bereits verschiedene Dinge mit dem Thema verknüpfen kann. Fragen Sie Ihr Kind, an was es sich auf dem Spielplatz erinnern kann, z.B. die Schaukel, die Rutsche, die Sandkiste, aber auch gerne den Obstbaum oder den Zaun. Es muss sich nicht zwangsläufig um Spielgeräte handeln. Versuchen Sie hierbei gerne, Ihr Kind ein wenig zu lenken. Sollte ihm

nichts mehr einfallen, jedoch noch viele Möglichkeiten zur Verfügung stehen, dann fragen Sie direkt: „Worauf bist du denn die ganze Zeit nach unten gesaust?" oder „Ich weiß, dass du nur darauf fast bis zum Himmel geflogen bist". Wenn Ihr Kind die offensichtlichen Dinge benannt hat, können Sie die Thematik gerne erweitern. Bleiben wir einmal bei dem Beispiel der Obstbäume. Sie können fragen: „Und was hat noch auf dem Spielplatz gestanden und im Wind seine Zweige geschwungen?" Wenn Ihr Kind auf den Baum oder Apfelbaum gekommen ist, können Sie dieses Thema als nächstes ansetzen. Da ist es zum Beispiel möglich zu erwähnen, dass Äpfel ja zum Obst gehören und Sie mal wieder große Lust auf einen Obstsalat hätten. Nun können Sie einharken, ob Ihr Kind denn Obst kennt, welches in den Obstsalat hineingehört. Passen Sie die Themen unbedingt an den Wissenstand und die Interessen Ihres Kindes an. Ältere, technikbegeisterte Kinder können neue Begriffe zum Thema „Modelleisenbahn", „Gefühle" oder „Auto und Flugzeug" lernen, die „Pferdewelt" bietet eine Menge neuer Worte usw. Nahezu jedes Themengebiet bietet vielfältige Möglichkeiten. Selbstverständlich sollten Sie nicht nur die Worte, die Ihr Kind einbringt „abfragen", sondern auch neue Ideen einbringen, sodass Ihr Kind die Chance hat, hinzuzulernen. Erklären Sie, was genau denn nun der Motorraum ist oder, warum die Gamaschen an den Pferdebeinen befestigt werden sollten. Informieren Sie sich gerne auch vor einem solchen thematischen Gespräch über viele Worte – einfache wie Fachbegriffe- um einen

Nutzen aus der Übung ziehen zu können. Im Wettkampf können Sie sich ein Thema ausdenken und abwechselnd Worte nennen, die Ihnen hierzu einfallen. Der, dem als Erstes kein Wort mehr einfällt, hat verloren. Aber auch hier sollten Sie gerne Ihrem Kind noch einige Tipps geben, um Ideen für weitere Worte zu bekommen.
Vielleicht kommt Ihnen diese Übung banal vor, nach dem Motto: „Ich spreche doch eh mit meinem Kind über bestimmte Themen". Dennoch werden Sie einen Unterschied verspüren, wenn Sie diese Übung einmal ganz gezielt durchführen. Wenn Sie selber sich vorweg über ein Thema informieren, werden Sie feststellen, wie viele Worte sich tatsächlich finden lassen, über die wir nicht immer nachdenken.
Auch das Spiel „Dobble" ist speziell zur Wortschatzerweiterung entwickelt worden (Hinweis: Für ältere Kinder ist es ebenfalls mit Zahlen und Formen für mathematische Kompetenzen zu erwerben). Dieses Spiel besteht lediglich aus einem Haufen runder Karten, die auf unterschiedliche Weise zwischen den Mitspielern aufgeteilt werden. Die Varianten lassen sich in der Anleitung erlesen. Auf den Karten sind unterschiedliche kindgerechte Gegenstände zu entdecken. In jeder Variante geht es darum, Paare – sogenannte Dobbles – zu finden. Völlig egal, welche Karten Sie aufdecken, Sie werden immer exakt einen Gegenstand auf beiden Karten entdecken. Dieser ist dann das Dobble. Es schauen immer beide Spieler gleichzeitig nach Dobbles. Wenn sie eines entdeckt haben, klatschen Sie auf die Karten, rufen „Dobble"

und – was den Lerneffekt ausmacht – nennen den Gegenstand, der das Dobble bildet.

Beispiel:
Zwei Stapel liegen aufgedeckt nebeneinander. Auf einer der oberen Karten sind ein Haus, ein Baum, ein Auto, ein Pferd, ein Hammer, eine Flasche und ein Huhn zu sehen. Die andere offene Karte zeigt ein Fahrrad, ein Flugzeug, eine Hummel, einen Hammer, einen Teller, einen Schrank und eine Wolke.
Übereinstimmend ist lediglich der Hammer, welchen Sie nun beide erst einmal entdecken, dann klatschen und „Dobble" rufen müssen und anschließend mit dem Wort „Hammer" definieren. Erst dann haben Sie dieses Kartenpaar gewonnen. Das Spiel lässt sich sowohl im Internet als auch in vielen Spielzeugläden erwerben.

Grammatikalische Grundkenntnisse

Mit den nächsten beiden Spielen fördern Sie das Bilden von Sätzen mit Ihrem Kind. Die erste Übung eignet sich bereits für ältere Krippen- und junge Kindergartenkinder. Hierfür nennen Sie Ihrem Kind zwei Dinge, zum Beispiel Auto und Reifen. Nun sagen Sie ihm, dass Sie aus diesem einen Satz formulieren werden. Das könnte sein: „Bei meinem Auto ist der Reifen kaputt". Anschließend nennen Sie zwei Worte, die in der gleichen Beziehung zueinanderstehen, zum Beispiel „Haus" und „Fenster". Nun bitten Sie Ihr

Kind, den Satz ebenso zu formulieren, wie Sie es vorher getan haben – also: Bei meinem Haus ist das Fenster kaputt". Diese Methode funktioniert ebenso auf dem Prinzip der Vorbildlichkeit wie das bereits beschriebene indirekte Verbessern. Sie sprechen Ihrem Kind ganz unmittelbar einen Satz auf die richtige grammatikalische Weise vor, welchen es dann nachformulieren darf. Hat Ihr Kind das Prinzip verstanden, können Sie auch längere Sätze bilden. Nehmen Sie auch gerne Haupt- und Nebensatzkonstruktionen, zum Beispiel kausale Zusammenhänge wie: „Sommer und Freibad" – „Wenn es im Sommer zu heiß ist, dann gehe ich ins Freibad". Die Spiegelung für Ihr Kind könnte in dem Fall sein: „Winter und Mütze" – „Wenn es im Winter zu kalt ist, dann setze ich mir eine Mütze auf". Zeigt Ihr Kind bereits gute grammatikalische Fähigkeiten und ist bereits im Grundschulalter, kann es natürlich auch selber eigene Worte und Satzkonstruktionen entwickeln, die Sie dann spiegeln müssen.

Die zweite Möglichkeit im Bereich der grammatikalischen Grundkenntnisse ist es, den Satz nach und nach zu vergrößern. Nehmen Sie dafür einen ganz einfachen Satz bestehend aus Prädikat, Subjekt und Objekt. Das kann zum Beispiel sein: „Ich mag Eis". Wiederholen Sie den Satz gemeinsam mit Ihrem Kind. Nun stellen Sie eine Frage, die dazu dient, den Satz anschließend zu erweitern. „Welches Eis mag ich am liebsten?" Nehmen wir einmal an, Ihr Kind nennt die Antwort „Erdbeereis". Nun sagen Sie den Satz: „Ich mag am liebsten Erdbeereis" – wiederholen Sie ihn gemeinsam. Nun fragen Sie. „Darf es noch etwas drauf sein?" Nach der Antwort Ihres Kindes könnte der daraus folgende Satz sein: „Ich mag am liebsten Erdbeereis mit Sahne und Streuseln". Vergessen Sie die gemeinsame Wiederholung nicht. Der Satz, der sich nach mehreren Spielrunden entwickelt, könnte zum Beispiel so lauten: „Wenn es draußen heiß ist, mag ich am liebsten Erdbeereis mit Sahne und Streuseln, um mich abkühlen zu können." Der Satz darf dabei gerne völlig „aus dem Ruder laufen", wichtig ist jedoch, dass er Sinn ergibt und grammatikalisch korrekt ist. So sollte es zum Beispiel nicht sein: „Wenn es draußen regnet, male ich Bilder, damit mein Hut gut sitzt" – denn hier fehlt die kausale Sinnhaftigkeit, welche Sie Ihrem Kind ja vermitteln möchten. Der Satz hingegen: „Wenn ich groß bin, dann möchte ich in einer Rakete fliegen, um die grünen Aliens in der Galaxie zu besuchen" ist okay. Natürlich gibt es keine grünen Aliens, jedoch ist hier der kausale Zusammenhang passend und stimmig. Versuchen Sie gerne, ganz verschiedene Sätze zu bilden. Auch hier sollten Sie anfangs selber die Sätze formulieren. Wenn Ihr Kind das Prinzip jedoch verstanden hat, dürfen Sie natürlich auch gerne wieder wechseln.

Sprachbegleitetes Handeln

Auch auf die Gefahr hin, dass ich mich einmal mehr wiederhole, die Vorbildfunktion ist im sprachlichen Bereich von elementarer Wichtigkeit. Gerade grammatikalische

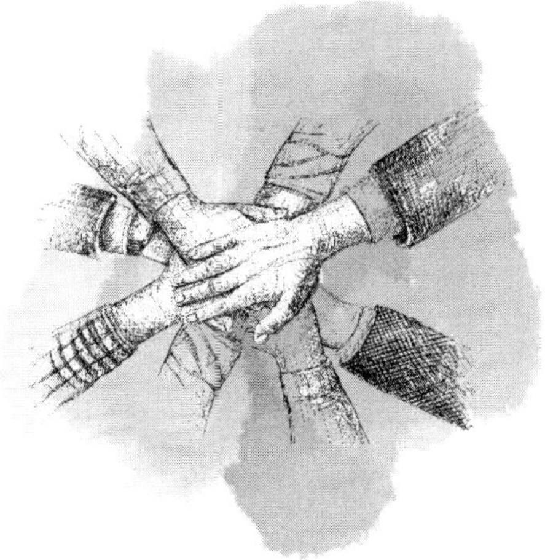

Fähigkeiten erlernen Kinder ausschließlich über das permanente Hören und Wiederholen. Aus diesem Grund sollten Sie in Ihrem Alltag das sogenannte sprachbegleitete Handeln einfließen lassen. Auch wenn Ihnen dieses erst einmal ungewohnt vorkommen wird, wird es Ihrem Kind sehr gut helfen können! Gerade Kinder, die im sprachlichen Bereich Schwierigkeiten haben, profitieren enorm von dieser Methode. Hierzu verbalisieren Sie so viele Dinge, die Sie im Alltag tun, wie möglich. Wenn Sie einen Apfel aufschneiden, dann benennen Sie dieses: „Ich schneide gerade einen Apfel auf, den wir dann essen können". Tun Sie dieses wirklich so oft es geht. Stellen Sie sich vor, Sie würden einem blinden Menschen erzählen, was Sie gerade tun – ähnlich wie ein Film für Menschen mit Sehbehinderung. Wie gesagt, erst einmal werden Sie sicher ein wenig Zeit brauchen, um sich an diese Methode zu gewöhnen, aber Sie ermöglichen Ihrem Kind hiermit den denkbar schnellsten Spracherwerb im grammatikalischen Bereich.

SPRACHFÖRDERUNG IM BEREICH *des Redeflusses*

Im Bereich der Sprachförderung ist uns der Redefluss nicht immer bewusst. Dennoch ist er sehr wichtig. Wie Sie im folgenden Kapitel feststellen werden, fällt uns schnell auf, wenn hier eine Störung vorliegt. Der Redefluss ergibt sich aus diversen Faktoren. Zum einen sind die grundlegenden Gedanken zu nennen, die einem ungestörten Redefluss vorausgehen. Meist beginnen wir bereits im Kopf den Satz vorzuformulieren, damit er dann quasi „in einem Rutsch" herauskommen kann. Anschließend wird er artikuliert. Hierbei sind zum einen die motorischen Fähigkeiten wichtig, aber auch, dass das zu sprechende mit dem Luftstrom harmoniert. Bei einem angemessenen Redefluss sind wir in der Lage, unsere Sätze flüssig und deutlich auszusprechen.

Welche Auffälligkeiten gibt es im Bereich des Redeflusses?

Die beiden bekanntesten Auffälligkeiten im Bereich des Redeflusses sind das Poltern und das Stottern.
Mit dem Poltern geht ein sehr hohes Redetempo einher. Die Sätze werden zu schnell gesprochen, wodurch sie an Deutlichkeit verlieren. Häufig klingen sie verwaschen und

„genuschelt“, oft werden sogar einige Silben oder sogar ganze Worte weggelassen.
Im Gegensatz zum Poltern ist das Stottern von einem extrem langsamen und stockenden Redetempo geprägt. Sie Betroffenen haben Probleme, Worte flüssig auszusprechen, sie wiederholen einzelne Silben oder Buchstaben und kommen ins Stocken. Dabei versuchen sie krampfhaft, die Worte „herauszupressen“, was einen äußerst angespannten Eindruck des Gegenübers vermittelt. Ich möchte an dieser Stelle darauf hinweisen, dass gerade Stottern Teil der kindlichen sprachlichen Entwicklung sein kann. Dieses ist nicht mit dem eigentlichen Stottern zu verwechseln. Ein kindliches Stottern ist häufig auf die grammatikalische Entwicklung zurückzuführen. Dieses möchte ich gerne an einem Beispiel verdeutlichen.
Nehmen wir einmal an, der gesprochene Satz ist: „Ich bin zum Schwimmbad ge-ge-ge-ge-gegangen!“ Ein Mensch, der vom Stottern betroffen ist, würde sich an dieser Stelle verkrampfen, vielleicht mit den Augen kneistern, seinen Körper anspannen und die Luft herauspressen. Ein Kind, welches entwicklungsbedingt kurzzeitig(!) stottert, ist entspannt, es wirkt unverkrampft und überlegend. Und tatsächlich überlegt es auch ganz bewusst. Es sucht und überprüft in seinem Kopf die Vergangenheitsform von „gehen“. Dabei spricht es den Anfang des Wortes aus und testet gedanklich, wie es weitergeht. „Ich bin zum Schwimmbad ge(hen)- ge(gehen)- ge(geht)- ge(gangen)- gegangen“. Diese Form des gestörten Redeflusses kann

kurzzeitig bei neuen sprachlichen Entwicklungsschritten auftreten. Achten Sie in diesem Fall aber bitte darauf, dass sie nicht zu lange anhalten und dass Ihr Kind hierbei wirklich entspannt ist. Denn das ist ein ziemlich sicheres Zeichen, dass es nicht dabei ist, gerade eine tatsächliche Stotterproblematik zu entwickeln. Poltern und Stottern fallen zwingend in den Bereich eines Logopäden. Gerade die psychische Belastung, die das Stottern häufig mit sich bringt, erfordert fachmännische Hilfe. Fragen Sie aus diesem Grund bitte unbedingt nach, ob die folgenden Übungen für Ihr Kind passend sind, wenn Sie nicht ganz sicher sind.

Poltern: Silbentraining

Beim Poltern geht es darum, den Redefluss zu verlangsamen und die Silben deutlich herauszuarbeiten. Hierfür eignet sich zum Beispiel das bekannte Silbenklatschen. Sprechen Sie ein Wort vor. Dieses sollte aus mindestens der Silben bestehen, Ihr Kind aber nicht überfordern, zum Beispiel „Wackelpudding". Nun sprechen Sie das Wort noch einmal gemeinsam und klatschen dabei bei jeder Silbe einmal in die Hände. Mit dem Silbenklatschen wird das Sprechtempo ganz automatisch verlangsamt. Außerdem lenken Sie die Aufmerksamkeit Ihres Kindes ganz bewusst auf die einzelnen Silben derjenigen Worte. Wenn Sie die Übung mehrmals durchgeführt haben, können Sie auch Quatschworte hinzuziehen, wie zum Beispiel „Fedamo". Ihr Kind muss diese nun nachsprechen und gleichzeitig mitklatschen. Beginnen Sie erst einmal bei drei Silben (Bei sehr jungen Kindern reichen sogar zwei) und steigern Sie nach und nach die Anzahl der Silben. Schauen Sie darauf, wie viele Silben Ihr Kind gerade eben noch schafft, damit diese Übung nicht langweilig, aber auch nicht überfordernd ist. Sie können als Alternative die Silben selbstverständlich auch springen. Hüpfen Sie dazu entweder bei jeder Silbe auf einem Fuß oder aber mit dem Springseil. Achten Sie bitte unbedingt darauf, dass Ihr Kind dennoch das langsame Sprechtempo beibehält.

Auch rhythmische Übungen helfen dabei, das Sprechtempo zu verlangsamen. Ein Beispiel ist eine Übung, die ursprünglich zum Namenlernen in einer neuen Gruppe dient. Das Spiel „Wer hat den Keks aus der dose geklaut?" ist ein solches sprachrhythmisches Spiel. Schauen Sie gerne einmal bei Youtube nach der Betonung.
https://youtu.be/rHCMxRlmLyc

Der Text lautet:

1. „Wer hat den Keks aus der Dose geklaut? (Name) hat den Keks aus der Dose geklaut"
2. „Wer ich?"
3. „Ja, du"
4. „Niemals"
5. „Wer dann?"
6. „(Name) hat den Keks aus der Dose geklaut"
7. ...

Fangen Sie gerne langsam an und werden Sie ein wenig schneller. Achten Sie jedoch darauf, nicht zu schnell zu werden, um ein Poltern nicht wieder zu provozieren. Die Rhythmik muss immer vorhanden bleiben. Statt der unterschiedlichen Namen können Sie auch Personen oder Tiere einsetzen („Oma/eine Katze hat den Keks aus der Dose geklaut"). Derjenige, der dann die Oma/die Katze etc. verkörpert, muss dieses im entsprechenden Tonfall/miauend etc. tun.

Auch das Nachspielen eines Roboters ist eine tolle Silbenübung. Sagen Sie dafür einen mittellangen Satz. Nun stellen Sie sich vor, Sie seien ein Roboter, dem langsam die Batterien ausgehen. Dieser spricht nun langsamer, zieht jede Silbe in die Länge und macht zwischen jedem Wort eine Pause zum Luft holen und Energie tanken

(z.B.: „Heuuuuu ... teeeeee ... geeeeee ... heeeeee ... iiiiiich ... zuuuuuum ... Spiiiiiiel ... plaaaaaatz ... uuuuum ... aaaaaauf ... deeeeer ... Schauuuuu ... keeeel ... zuuuuuuu ... schauuuuu ... keeeeeeeln ... uuuund ... auuuuuf ... deeeer ... Ruuuut ... scheeee ... zuuuuu ... ruuuuuut ... scheeeeen ...").

Übertreiben Sie dabei ganz bewusst beim Sprechtempo und den Pausen zwischendurch, damit Ihr Kind sich ein langsameres Tempo angewöhnen kann.

Stottern: Entspannung und „Stopp"

Das Stottern hat verschiedene Facetten. Vereinfacht dargestellt kann es zum einen dazu kommen, dass das Kind das Wort gar nicht erst beginnen kann („Ich sehe ein ....Auto"). In diesem Fall würde es sich vor dem Wort

Auto sichtlich verkrampfen, die Lippen sehr wahrscheinlich bereits zum „A" geöffnet, ohne, dass ein Laut herauskommt. Diese Problematik nennt sich „Blockierung". Weiterhin ist es möglich, dass es ein Wort stark dehnt („Ich sehe ein Aaaaaaaaaauto"). Hierbei ist das ‚A" ein langgezogener und kein sich wiederholender Laut. Diese Störung ist die „Dehnung". Im dritten Fall ist die „Wiederholung" zu nennen („Ich sehe ein A...a....a...a...Auto"). Alle drei Varianten geschehen ohne dass das betroffene Kind diese kontrollieren kann. Hilfreich sind daher die beiden Möglichkeiten, die Atemtechnik zu verbessern, sowie die beschriebenen Problematiken kontrollieren zu lernen.
Für eine tiefe Atmung eignet sich Meditation ganz hervorragend. In Bezug auf Kinder kann ich Traumreisen sehr empfehlen. Dieses sind Geschichten, die das Kind in eine andere Welt „eintauchen" lassen und es zur Entspannung führen. Hierfür legt Ihr Kind sich am besten flach auf den Boden, mit dem Rücken nach unten. Nehmen Sie gerne eine dünne Matte oder Decke zur Hilfe. Lassen Sie es gerne die Augen schließen und bei Bedarf Entspannungsmusik im Hintergrund laufen. Nun führen Sie es sanft in die Traumreise hinein. Beginnen Sie hierfür immer mit der Aufmerksamkeit auf die tiefe Atmung. Sagen Sie, dass die Schultern ganz entspannt liegen bleiben dürfen und sich der Bauch langsam habt und senkt. Lenken Sie danach die Aufmerksamkeit auf den Körper. Ihr Kind soll jeden Teil seines Körpers ganz bewusst spüren, von den Füßen bis zu den Haarspitzen. Betonen Sie zwischendurch immer wieder, wie die eingeatmete Luft Ihrem Kind

neue Energien verschafft. Nun führen Sie Ihr Kind in eine ferne Welt, die es sich anhand Ihrer Beschreibungen vorstellen darf. Am Ende der Traumreise führen Sie Ihr Kind wieder zurück, indem Sie wieder die Aufmerksamkeit auf Körper und Atmung lenken und es anschließend langsam wieder „zurückkommen" lassen. Eine solche Traumreise bringt gleichzeitig Energie und Entspannung. Weiterhin fördert Sie die gemeinsame Bindung, was für Vertrauen sorgt. Dieses wiederum ist für eine Stotterproblematik von großem Vorteil. Suchen Sie sich gerne Entspannungsgeschichten für Kinder aus dem Internet heraus. Eine habe ich Ihnen exemplarisch aufgeschrieben. Bitte lesen Sie die Geschichten langsam vor, damit Ihr Kind Zeit hat, sich die Bilder auszumalen. Die Fragen, die sich in den Geschichten befinden, werden nicht von Ihrem Kind beantwortet. Es soll sich lediglich eigene Vorstellungen hierzu machen:

„Schließe deine Augen, wenn du magst. Du liegst völlig entspannt auf dem Boden. Atme tief ein und aus. Versuche dabei, dich zu entspannen. Lasse die Schultern entspannt gesenkt und spüre, wie dein Bauch sich beim Atmen langsam auf und ab bewegt und auf und ab und auf und ab (Dem Atemtempo des Kindes anpassen und gegebenenfalls mit Atemgeräuschen unterstützen). Fühle, wie mit jedem Atemzug neue Energie in dir aufgenommen wird. Nun fühle einmal eine Füße. Wo liegen sie auf dem Boden auf? Spüre deine Beine bis zu deinem Po. Welche Teile hängen in der Luft, welche berühren die Matte? Dein Po liegt bestimmt vollständig auf. Aber wie ist es mit deinem Rücken? Deinen Schultern? Deinen Armen? Spüre einmal nach, wo dein Körper die Matte berührt. Liegen deine Hände flach auf oder eher seitlich? Spüre jetzt deinen Nacken und deinen Kopf bis ganz zu deinen Haarspitzen. Wenn du jetzt tief einatmest, merkst du, wie gut dir die Luft tut, die in deinen Körper hineinströmt. Und nun versuche, dich mit jedem Atemzug mehr zu entspannen. Bei jedem Ausatmen lässt die Anspannung in deinem Körper mehr los und du sackst tiefer in die Matte hinein. Komme mit mir auf eine Reise ans Meer. Hörst du die Wellen, wie sie sanft ans Ufer platschen? Spürst du die Sonne auf deiner Haut? Fühle einmal, wie sie dich sanft wärmt. Ich höre eine Möwe kreischen, sie ist in weiter Ferne. Und was kannst du riechen? Sie salzige Meeresluft oder die Sonnencreme auf deiner Haut? Gehe nun langsam dichter an das Wasser heran. Ich bin immer hinter dir, sodass dir nichts passieren kann. Stecke beide große Zehen einmal ins Wasser hinein. Wie fühlt es sich an? Aufgewärmt von der Sonne oder eher erfrischend und kühl? Langsam gehst du tiefer ins Wasser hinein, setzt dich hin, sodass ein Teil deines Körpers von den sanften Wellen immer wieder mit Wasser benetzt wird. Dein Oberkörper wird weiterhin von den Sonnenstrahlen gewärmt, die dich umschmeicheln. Schaue in die Ferne. Sieh die Möwe, die am Horizont fliegt. Schaue ihr noch ein wenig hinterher. Wenn du genug gesehen hast, dann fühle noch einmal ganz genau deinen Körper, wie er hier in diesem Raum liegt. Wie du eingesackt bist in die Matte, als wärst du im Sand versunken. Spüre noch einmal deine tiefen Atemzüge und wie schön sie sich anfühlen. Speichere die ganze Energie deiner Reise zum Strand ab, um sie für den neuen Tag zu nutzen. Wenn du das Gefühl hast, dass du voller Kraft und Energie steckst, dann öffne langsam deine Augen und komme zu mir zurück."

Um das Stottern zu kontrollieren, müssen Sie mit Ihrem Kind erst einmal das gezielte Stoppen üben. Immer dann, wenn Ihr Kind spürt, dass eine Blockade, eine Dehnung oder eine Wiederholung kommen wird, muss es sich erst einmal selber unterbrechen. Helfen Sie ihm gerne dabei, indem Sie zum Beispiel kurz einen Fingen heben, ihm die Hand auf die Schultern legen oder leise „Stopp" sagen. Besprechen Sie jedoch immer wieder mit Ihrem Kind, dass Sie dieses nicht tun, weil es Sie nicht interessieren würde oder das Stottern Sie anstrengen würde. Dieser Stopp ist notwendig, damit Ihr Kind noch einmal neu ansetzen und entspannter an den Satz herangehen kann. Nehmen wir noch einmal den Ausgangssatz „Ich sehe ein Auto". Egal, ob bei dem Wort Auto eine Blockade, eine Dehnung oder eine Wiederholung beginnt, Ihr Kind muss lernen, sich in solchen Momenten bewusst zu bremsen, anstatt zu versuchen, das Wort „Auto" herauszupressen. Nach dem Stopp sollte es einmal kurz durchatmen. Dann kann es entweder den Satz oder aber das Wort von neuem starten – je nach dem wie es sich für Ihr Kind besser anfühlt. Für viele Betroffene ist es hilfreich, das

schwierige Wort ganz bewusst mit einer kurzen, aber unverkrampften Dehnung zu beginnen („Ich sehe ein Aaaauto“). Hierbei ist „unverkrampft“ der Schlüssel. Anstatt der überfallartigen Verkrampfung tritt nun eine entspannte Haltung, die das Wort einfache über die Lippen kommen lässt. Diese Technik braucht lange, um eingeübt zu werden. Wird sie beherrscht, kann der Dehnungsprozess jedoch verkürzt werden, sodass das Wort nahezu identisch gesprochen werden kann. Ein gestoppter und kurz gedehnter Satz würde dann so klingen: „Ich sehe ein A, (kurze Pause) Aauto“. Gezielte Atemübungen beim Logopäden unterstützen diesen Prozess.
+2250 (24900)

AUF DIE SPRACHE, *fertig, los!*

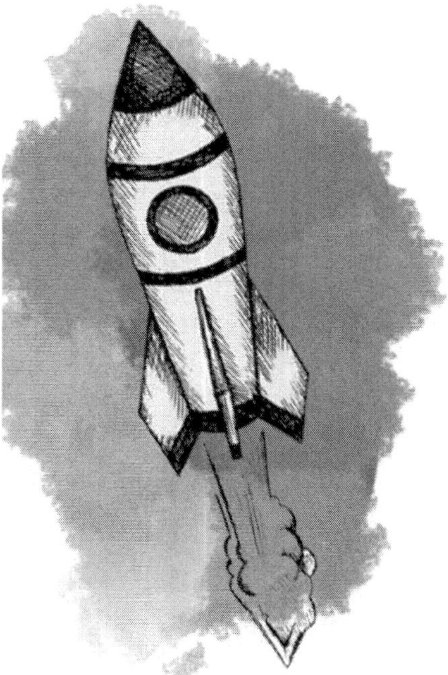

Sie haben es geschafft und sind nun tatsächlich am letzten Kapitel des Buches angekommen. Ich möchte noch einmal kurz für Sie zusammenfassen, was Sie alles gelernt und erfahren haben. Als erstes haben Sie gelernt, welche Probleme sich im Bereich der Sprachentwicklung einstellen können. Dafür haben Sie eine kurze Übersicht der Sprachentwicklung von Kindern erhalten, an welcher Sie sich grob orientieren können. Außerdem haben Sie einen Einblick in Sprachentwicklungsverzögerungen und Sprachentwicklungsstörungen gewonnen. Und dann ging es bereits mit dem praktischen Teil weiter, um Ihnen so viele Hilfestellungen im Alltag wie möglich zu schaffen. Zuerst haben Sie verschiedene Dinge kennengelernt, die im Alltag die Sprache ganz allgemein fördern. Dazu zählen zum Beispiel das gemeinsame Singen, das Geschichten erzählen, das Rätseln, das Spielen usw. Und anschließend ging es ins „Eingemachte“. Sie haben zu allen Sprachentwicklungsbereichen (Sprachverständnis, pragmatische Fähigkeiten, Lautbildung, Stimmklang, Sprechfreude, Grammatikalische Fähigkeiten, Redefluss) dazugehörige Störungsbilder kennengelernt und angepasste spielerische Übungen kennengelernt, die Ihrem Kind weiterhelfen können. Ich möchte Sie am Schluss dieses Buches noch einmal darauf hinweisen, dass alle Übungen und Spiele Ihrem Kind bei einer angemessenen Sprachentwicklung unterstützend(!) helfen können. Es ersetzt keine logopädische/sprachtherapeutische Behandlung, falls bereits eine reale Sprachstörung vorliegen sollte. In diesem Falle kann es hervorragend ergänzend genutzt werden.

Sie haben jetzt ein regelrechtes Repertoire in den Händen, mit welchem Sie das Stimmtraining Ihres Kindes beginnen können. Und das Beste daran ist, dass Ihr Kind gar nicht wirklich merken wird, dass Sie mit ihm trainieren und arbeiten. Die meisten der vorgeschlagenen Übungen sind rein spielerischer Natur, sodass Ihr Kind eine sehr schöne und angenehme Spielzeit mit Ihnen wahrnehmen wird, nicht aber die Arbeit, die Sprachförderung machen kann.

In diesem Sinne wünsche ich Ihnen eine wunderschöne sprachbegeisterte gemeinsame Spielzeit. Lassen Sie die

Worte und die Stimme fließen und genießen Sie die kreativen Übungen.

Herzliche Grüße

QUELLEN

Links der beispielhaft aufgeführten Lieder:

- https://youtu.be/plNv0BzNHjQ
- https://youtu.be/tEZ6VMuHoso
- https://youtu.be/gJvf8AJ6rGg
- https://youtu.be/pKf2A4E8mZA
- https://youtu.be/zX1H3qfDrco
- https://youtu.be/CqMlnaBTmnA
- https://youtu.be/iqSbs_rjQjU

Weiterführende Quellen:

- https://www.Statista.com
- https://www.abendblatt.de/politik/article208986525/Jedes-achte-Kind-in-Deutschland-hat-Sprachprobleme.html
- https://www.focus.de/digital/multimedia/sprachstoerungen-bei-kindern-studie-elektronische-geraete-behindern-die-sprachentwicklung-bei-kleinkindern_id_7243125.html
- https://www.morgenpost.de/politik/article208986525/Jedes-achte-Kind-in-Deutschland-hat-Sprachprobleme.html
- https://www.wisoak.de/fileadmin/user_upload/Kindliche_Sprachstoerungen_Infos_fuer_Lehrer.pdf
- http://entwicklung-psychologie.de/produktion_sprache.html
- https://www.praxisvita.de/sprachentwicklung-wie-kinder-sprechen-lernen-18083.html#sprachentwicklung_im_dritten_lebensjahr

- http://www.sprachentwicklung-kinder.de/sprachentwicklung-5-bis-6-lebensjahr.shtml
- https://www.google.com/amp/s/amp.dw.com/de/der-rhythmus-machts-hilft-singen-gegen-stottern/a-45982444
- https://youtu.be/atWIc4GRb08
- https://www.kidsweb.de/raetsel_spezial/scherzraetsel.html#12
- https://www.kleineschule.com.de/raetsel.html
- https://montima.de/stoerung-im-sprachverstaendnis-wenn-ein-kind-sprache-nicht-richtig-versteht/
- https://madoo.net/thema/sprachverstaendnis/
- https://youtu.be/dR-7y-z6GQc
- https://xn-logopdiemitsprache-ptb.de/leistungen/pragmatische-storungen/
- https://www.klett-kita.de/uebungen-zur-koerpersprache-in-der-kita-schmeckt-die-zauberschokolade-gut/
- https://www.erzieherin-online.de/medien/musik/klanggeschichten.php
- https://flexikon.doccheck.com/de/Dysphonie
- https://www.logopaedie-becker-frankfurt.de/sprechtherapie.html

Haftungsausschluss
Alle Ratschläge in diesem Buch wurden vom Autor und vom Verlag sorgfältig erwogen und geprüft. Eine Garantie kann dennoch nicht übernommen werden. Eine Haftung des Autors beziehungsweise des Verlags für jegliche Personen-, Sach- und Vermögensschäden ist daher ausgeschlossen.
Spielerische Sprachförderung

Die Autorin Kathrin Wolf wird vertreten durch: Stanislaw Schöner | Dr.-Hans-Liebherr-Straße 36/1 | 88416 Ochsenhausen

Printed in Poland
by Amazon Fulfillment
Poland Sp. z o.o., Wrocław

62594365R00083